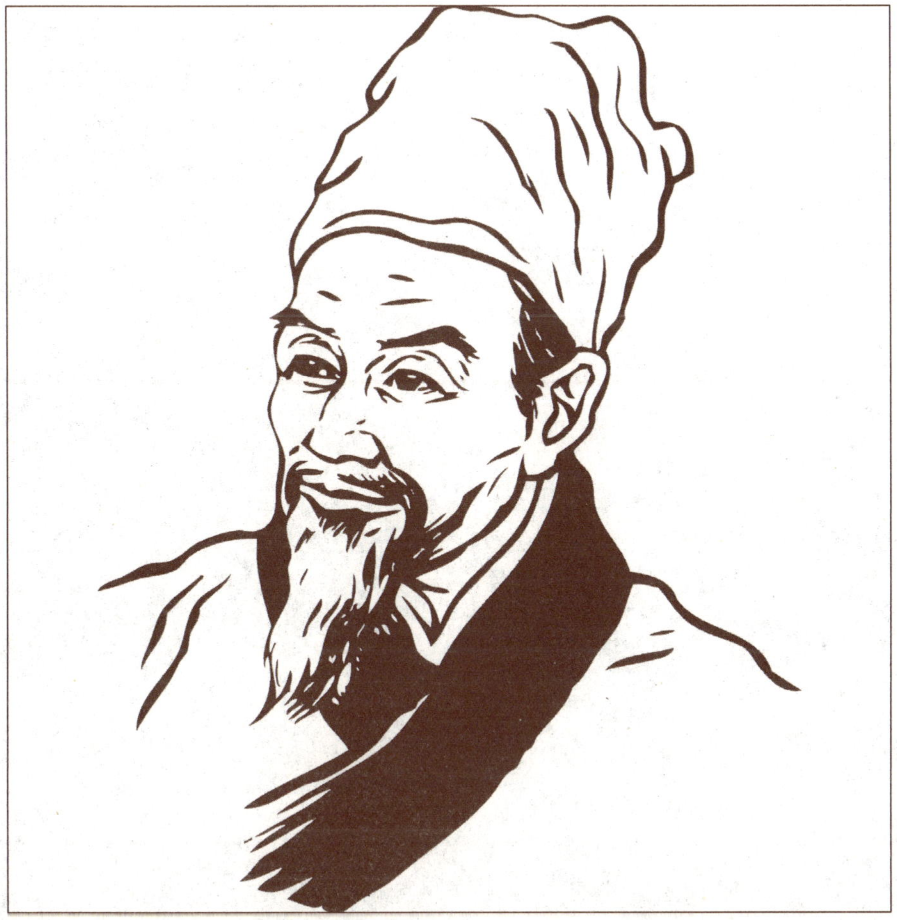

本草纲目

线装国学馆

本草纲目

本草纲目

线装国学馆

第三卷

本草纲目

第三部

果部

李

【释名】嘉庆子。

时珍曰：按：罗愿《尔雅翼》云：李乃木之多子者，故字从木、子。窃谓木之多子者多矣，何独李称木子耶？按：《素问》言李味酸属肝，东方之果也。则李于五果属木，故得专称尔。今人呼干李为嘉庆子。按：韦述《两京记》云：东都嘉庆坊有美李，人称为嘉庆子。久之称谓既熟，不复知其所自矣。梵书名李曰居陵迦。

【集解】弘景曰：李类甚多。京口有麦李，麦秀时熟，小而肥甜，核不入药。姑熟有南居李，解核如杏子形者，入药为佳。

▷实

【气味】苦、酸，微温，无毒。

时珍曰：李味甘酸，其苦涩者不可食。不沉水者有毒，不可食。

【主治】暴食，去痼热，调中。

去骨节间劳热。

肝病宜食之。

▷核仁

【气味】苦，平，无毒。

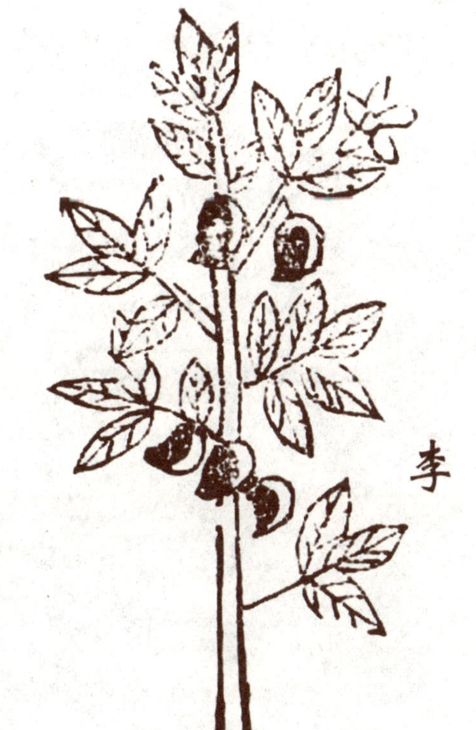

【主治】僵仆踒折，瘀血骨痛。

令人好颜色。

治女子少腹肿满。利小肠，下水气，除浮肿。

治面皯黑子。

【附方】女人面皯：用李核仁去皮细研，以鸡子白和如稀饧涂之。至旦以浆水洗去，后涂胡粉。不过五六日效。忌见风。

▷根白皮

蝎虿螫痛：苦李仁嚼涂之，良。

【修治】时珍曰：李根皮取东行者，刮去皱皮，炙黄入药用。《别录》不言用何等李根，亦不言其味。但《药

性论》云：入药用苦李根皮，味咸。而张仲景治奔豚气，奔豚汤中用甘李根白皮。则甘、苦二种皆可用欤？

【气味】大寒，无毒。

大明曰：凉，无毒。

【主治】消渴，止心烦逆奔豚气。

煎水含漱，治齿痛。

煎汁饮，主赤白痢。

治小儿暴热，解丹毒。

【附方】小儿丹毒，从两股走及阴头：用李根烧为末，以田中流水和涂之。

咽喉猝塞，无药处，以皂角末吹鼻取嚏；仍以李树近根皮，磨水涂喉外，良验。

▷花

【气味】苦，香，无毒。

【主治】令人面泽，去粉滓鼾䵳。

【附方】面黑粉滓：用李花、梨花、樱桃花、白葵花、白莲花、红莲花、旋复花、秦椒各六两，桃花、木瓜花、丁香、沉香、青木香、钟乳粉各三两，珍珠、玉屑各二两，蜀水花一两，大豆末七合，为细末瓶收。每日盥赜，用洗手面，百日光洁如玉也。

▷叶

【气味】甘，酸，平，无毒。

【主治】小儿壮热，痁疾惊痫，煎汤浴之，良。

【附方】恶刺疮痛：李叶、枣叶捣汁点之，效。

▷树胶

【气味】苦，寒，无毒。

【主治】目翳，定痛消肿。

杏

【释名】甜梅。

时珍曰：杏字篆文象子在木枝之形。或云从口及从可者，并非也。《江南录》云：杨行密改杏名甜梅。

【集解】《别录》曰：杏生晋山川谷。五月采之。

时珍曰：诸杏，叶皆圆而有尖，二月开红花，亦有千叶者，不结实。甘而有沙者为沙杏，黄而带酢者为梅杏，青而带黄者为柰杏。其金杏大如梨，黄如橘。《西京杂记》载蓬莱杏花五色，盖异种也。按：王祯《农书》云：北方肉杏甚佳，赤大而扁，谓之金刚拳。凡杏熟时，榨浓汁，涂盘中晒干，以手摩刮收之，可和水调麨食，亦五果为助之义也。

▷实

【气味】酸，热，有小毒。生食多伤筋骨。

扁鹊曰：多食动宿疾，令人目盲、须眉落。

【主治】曝脯食，止渴，去冷热毒。心之果，心病宜食之。

▷核仁

【修治】《别录》曰：五月采之。

时珍曰：治风寒肺病药中，亦有连皮尖用者，取其发散也。

【气味】甘，苦温，冷利，有小毒。两仁者杀人，可以毒狗。

思邈曰：杏仁作汤如白沫不解者，食之令气壅身热。汤经宿者动冷气。

时珍曰：凡杏、桃诸花皆五出。若六出必双仁，为其反常，故有毒也。

【主治】咳逆上气雷鸣，喉痹，下气，产乳金疮，寒心奔豚。

惊痫，心下烦热，风气往来，时行头痛，解肌，消心下急满痛，杀狗毒。

解锡毒。

除肺热，治上焦风燥，利胸膈气逆，润大肠气秘。

【发明】元素曰：杏仁气薄味厚，浊而沉坠，降也，阴也。入手太阴经。其用有三：润肺也，消食积也，散滞气也。

【附方】补肺丸，治咳嗽：用杏仁二大升（山中者不用，去双仁者），以童子小便二斗浸之，春夏七日，秋冬二七日，连皮尖于砂盆中研滤取汁，煮令鱼眼沸，候软如面糊即成。以粗布摊曝之，可丸即丸服之。食前后总须服三五十丸，茶、酒任下。忌白水粥。

咳嗽寒热，旦夕加重，少喜多嗔，面色不润，忽进忽退，积渐少食，脉弦紧者：杏仁半斤去皮尖，童子小便浸七日，漉出温水淘洗，砂盆内研如泥，以小便三升煎如膏。每服一钱，熟水下。妇人室女服之，尤妙。

风虫牙痛：杏仁针刺于灯上烧烟，乘热搭病牙上。又复烧搭七次。绝不疼，病牙逐时断落也。

箭镝在咽，或刀刃在咽膈诸隐处：杵杏仁敷之。

狐尿疮痛：杏仁研烂，煮一两沸，及热浸之。冷即易。

蛆虫入耳：杏仁捣泥，取油滴入。非出则死。

▷花

【气味】苦，温，无毒。

【主治】补不足，女子伤中，寒热痹厥逆。

【附方】妇人无子：二月丁亥日，取杏花、桃花阴干为末，戊子日和井华水服方寸匕，日三服。

粉滓面鼾：杏花、桃花各一升，东流水浸七日。洗面

三七遍，极妙。

▷叶

【主治】人猝肿满，身面洪大，煮浓汁热渍，亦少少服之。

▷枝

【主治】堕伤，取一握，水一升煮减半，入酒三合和匀，分再服，大效。

【附方】坠扑淤血在内，烦闷者：用东引杏树枝三两，细锉微熬，好酒二升煎十余沸，分二服。

▷根

【主治】食杏仁多，致迷乱将死，切碎煎汤服，即解。

梅

【释名】梅。

时珍曰：梅古文作呆，象子在木上之形。梅乃杏类，故反杏为呆。书家讹为甘木。后作梅，从每，谐声也。或云：梅者媒也，媒合众味。故书云：若作和羹，尔惟盐梅。而梅字亦从某也。陆佃《埤雅》言梅入北方变为杏，郭璞注《尔雅》以柟为梅，皆误矣。柟即柟木，荆人呼为梅，见陆玑《草木疏》。

▷实

【气味】酸，平，无毒。

大明曰：多食损齿伤筋，蚀脾胃，令人发膈上痰热。服黄精人忌食之。食梅齿齼者，嚼胡桃肉解之。《物类相感志》云：梅子同韶粉食，则不酸，不软牙。

【发明】时珍曰：梅，花开于冬而熟于夏，得木之全气，故其味最酸，所谓曲直作酸也。肝为乙木，胆为甲木。人之舌下有四窍，两窍通胆液，故食梅则津生者，类相感应也。故《素问》云：味过于酸，肝气以津。又云：酸走筋，筋病无多食酸。不然，物之味酸者多矣，何独梅

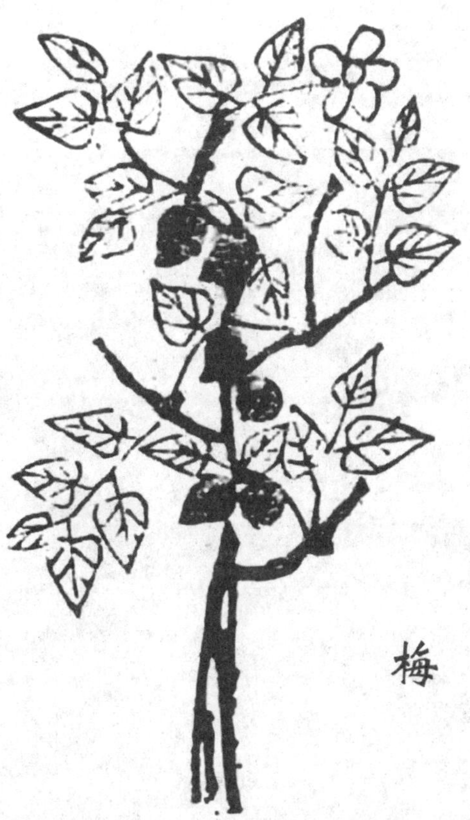

梅

能生津耶？

▷乌梅

【修治】弘景曰：用须去核，微妙之。

时珍曰：造法：取青梅篮盛，于突上熏黑。若以稻灰淋汁润湿蒸过，则肥泽不蠹。

【气味】酸，温、平、涩，无毒。

【主治】下气，除热烦满，安心，止肢体痛，偏枯不仁，死肌，去青黑痣，蚀恶肉。

去痹，利筋脉，止下痢，好唾口干。

水渍汁饮，治伤寒烦热。

止渴调中，去痰治疟瘴，止吐逆霍乱，除冷热痢。

治虚劳骨蒸，消酒毒，令人得睡。和建茶、干姜为丸服，止休息痢，大验。

敛肺涩肠，止久嗽泻痢，反胃噎膈，蛔厥吐利，消肿涌痰，杀虫，解鱼毒、马汗毒、硫黄毒。

▷白梅

【释名】盐梅、霜梅。

【修治】取大青梅以盐汁渍之，日晒夜渍，十日成矣。久乃上霜。

【气味】酸、咸，平，无毒。

【主治】和药点痣，蚀恶肉。

刺在肉中者，嚼敷之即出。

治中风惊痫，喉痹痰厥僵仆，牙关紧闭者，取梅肉揩擦牙龈，涎出即开。又治泻痢烦渴，霍乱吐下，下血血崩，功同乌梅。

【发明】弘景曰：生梅、乌梅、白梅，功应相似。

时珍曰：乌梅、白梅所主诸病，皆取其酸收之义。惟张仲景治蛔厥乌梅丸及虫䘌方中用者，取虫得酸即止之义，稍有不同耳。《医说》载：曾鲁公痢血百余日，国医不能疗。陈应之用盐水梅肉一枚研烂，合腊茶，入醋服之，一啜而安。大丞梁庄肃公亦痢血，应之用乌梅、胡黄连、灶下土等分为末，茶调服，亦效。盖血得酸则敛，得寒则止，得苦则涩故也。其蚀恶疮弩肉，虽是酸收，却有物理之妙。说出《本经》。其法载于《刘涓子鬼遗方》：用乌梅肉烧存性研，敷恶肉上，一夜立尽。圣惠用乌梅和蜜作饼贴者，其力缓。按：杨起《简便方》云：起臂生一疽，脓溃百日方愈，中有恶肉突起，如蚕豆大，月余不消，医治不效。因阅《本草》得此方，试之，一日夜去其大半，再上一日而平。乃知世有奇方如此，遂留心搜刻诸方，始基于此方也。

【附方】痈疽疮肿，已溃未溃皆可用：盐白梅烧存性为末，入轻粉少许，香油调，涂四围。

泄痢口渴：乌梅煎汤，日饮代茶。

产后痢渴：乌梅肉二十个，麦门冬十二分，每以一升，煮七合，细呷之。

便痢脓血：乌梅一两去核，烧过为末。每服二钱，米饮下，立止。

大便下血，及酒痢、久痢不止：用乌梅三两，烧存性为末，醋煮米糊和，丸梧子大。每空心米饮服二十丸，日三。

硫黄毒发，令人背膊疼闷，目暗漠漠：乌梅肉（焙）一两，沙糖半两，浆水一大盏，煎七分，呷之。

▷核仁

【气味】酸，平，无毒。

【主治】明目，益气，不饥。

除烦热。

治代指忽然肿痛，捣烂，和醋浸之。

▷花

【气味】微酸，涩，无毒。

【发明】时珍曰：白梅花古方未见用者。近时有梅花汤：用半开花，溶蜡封花口，投蜜罐中，过时以一两朵同蜜一匙点沸汤服。又有蜜渍梅花法：用白梅肉少许，浸雪水，润花，露一宿，蜜浸荐酒。又梅花粥法：用落英入熟米粥再煮食之。故杨诚斋有『蜜点梅花带露餐』及『脱蕊收将熬粥吃』之句，皆取其助雅致、清神思而已。

▷叶

【气味】酸，平，无毒。

【主治】休息痢及霍乱，煮浓汁饮之。

时珍曰：夏衣生霉点，梅叶煎汤洗之即去，甚妙。

【附方】中水毒病，初起头痛恶寒，心烦拘急，旦醒暮剧：梅叶捣汁三升饮之良。

月水不止：梅叶焙，棕榈皮灰，各等分为末。每服二钱，酒调下。

▷根

【主治】风痹。

初生小儿，取根同桃、李根煮汤浴之，无疮热之患。

煎汤饮，治霍乱，止休息痢。

桃

【校正】木部有拾遗桃橛，今并入此。

【释名】桃。

时珍曰：桃性早花，易植而子繁，故字从木、兆。十亿曰兆，言其多也。或云从兆谐声也。

【集解】《别录》曰：桃生太山川谷。

▷实

【气味】辛、酸、甘，热，微毒。多食令人有热。

思邈曰：《黄帝书》云：食桃饱，入水浴，令人成淋及寒热病。

时珍曰：生桃多食，令人膨胀及生痈疖，有损无益。五果列桃为下以此。

【主治】作脯食，益颜色。

肺之果，肺病宜食之。

冬桃，食之解劳热。

▷核仁

【修治】《别录》曰：七月采，取仁阴干。

时珍曰：桃仁行血，宜连皮、尖生用。润燥活血，宜汤浸去皮、尖炒黄用。或麦麸同炒，或烧存性，各随本方。双仁者有毒，不可食，说见杏仁下。

【气味】苦、甘，平，无毒。

思邈曰：苦、甘、辛，平。

弘景曰：桃仁作酪，性冷。香附为之使。

【主治】淤血血闭，症瘕邪气，杀小虫。

止咳逆上气，消心下坚硬，除猝暴击血，通月水，止心腹痛。

治血结、血秘、血燥，通润大便，破畜血。

杀三虫。又每夜嚼一枚和蜜，涂手、面良。

主血滞风痹骨蒸，肝疟寒热，鬼注疼痛，产后血病。

【发明】杲曰：桃仁苦重于甘，气薄味厚，沉而降，阴中之阳，手、足厥阴经血分药也。苦以泄滞血，甘以生新血，故破凝血者用之。其功有四：治热入血室，一也；泄腹中滞血，二也；除皮肤血热燥痒，三也；行皮肤凝聚之血，四也。

【附方】延年去风，令人光润：用桃仁五合去皮，用粳米饭浆同研，绞汁令尽，温温洗面极妙。

妇人难产，数日不出：桃仁一个劈开，吞之即生。

产后身热如火，皮如粟粒者：桃仁研泥，同腊猪脂敷之，日日易之。

产后血闭：桃仁二十枚（去皮尖），藕一块，水煎服之良。

大便不快，里急后重：用桃仁三两去皮，吴茱萸二两，食盐一两，同炒熟，去盐、茱，每嚼桃仁五七粒。

预辟瘴疠：桃仁一斤，吴茱萸、青盐各四两，同炒熟，以新瓶密封一七，取出拣去茱、盐，将桃仁去皮尖，每嚼一二十枚。山居尤宜之。

▷桃毛

【气味】辛，平，微毒。

【主治】破血闭，下血瘕，寒热积聚，无子，带下诸疾。

疗崩中，破癖气。

治恶鬼邪气。

▷桃枭

【释名】桃奴、枭景、神桃。

【气味】苦，微温，有小毒。

【主治】杀百鬼精物。

杀精魅五毒不祥，疗中恶腹痛。

颂曰：胡洽治中恶毒气蛊疰有桃枭汤。治肺气腰痛，破血，疗心痛，酒磨暖服之。

主吐血诸药不效，烧存性，研末，米汤调服，有验。

治小儿虚汗，妇人妊娠下血，破伏梁结气，止邪疟。烧烟熏痔疮。烧黑油调，敷小儿头上肥疮软疖。

【附方】伏梁结气，在心下不散：桃奴三两为末，空心温酒，每服二钱。

鬼疟寒热：树上自干桃子二七枚为末，滴水丸梧子大，朱砂为衣。每服一丸，浸晨面东井华水下，良。

盗汗不止：树上干桃子一个，霜梅二个，葱根七个，灯心二茎，陈皮一钱，稻根、大麦芽各一撮，水二钟，煎服。

白秃头疮：干桃一两，黑豆一合，为末，腊猪脂调搽。

小儿头疮：树上干桃烧研，入腻粉、麻油调搽。

▷花

【修治】《别录》曰：三月三日采，阴干之。

【气味】苦，平，无毒。

【主治】杀疰恶鬼，令人好颜色。

悦泽人面，除水气，破石淋，利大小便，下三虫。

消肿满，下恶气。

治心腹痛及秃疮。

利宿水痰饮积滞，治风狂。研末，敷头上肥疮，手足瘑疮。

【发明】弘景曰：《肘后方》言：服三树桃花尽，则面色红润悦泽如桃花也。

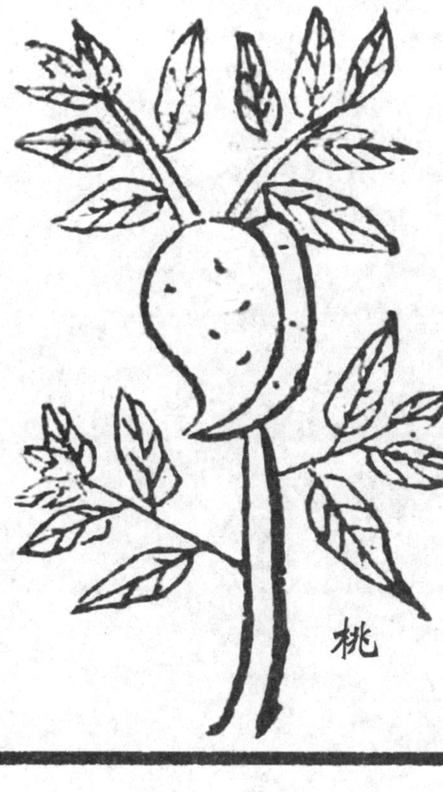

桃

时珍曰：按：欧阳询《初学记》载：北齐崔氏以桃花、白雪与儿靧面，云令面妍华光悦，盖得《本草》令人好颜色、悦泽人面之义；而陶、苏二氏乃引服桃花法，则因本草之言而谬用者也。桃花性走泄下降，利大肠甚快，用以治气实人病水饮肿满积滞、大小便闭塞者，则有功无害。若久服，即耗人阴血，损元气，岂能悦泽颜色耶？按：张从正《儒门事亲》载：一妇滑泻数年，百治不效。或言：此伤饮有积也。桃花落时，以棘针刺取数十萼，勿犯人手。以面和作饼，煨熟食之，米饮送下。不一二时，泻下如倾。六七日，行至数百行，昏困，惟饮凉水而平。观此，则桃花之峻利可征矣。又苏鹗《杜阳编》载：范纯佑女丧夫发狂，闭之室中，夜断窗棂，登桃树上食桃花几尽。及旦，家人接下，自是遂愈也。珍按：此亦惊怒伤肝，痰夹败血，遂致发狂。偶得桃花利痰饮、散滞血之功，与张仲景治积热发狂用承气汤，畜血发狂用桃仁承气汤之意相同；而陈藏器乃言桃花食之患淋，何耶？

【附方】大便艰难：桃花为末，水服方寸匕，即通。

心腹积痛：三月三日采桃花晒干杵末，以水服二钱匕，良。

疟疾不已：桃花为末，酒服方寸匕良。

痰饮宿水：桃花散：收桃花阴干为末，温酒服一合，取利。觉虚，食少粥。不似转下药也。

脚气肿痛：桃花一升，阴干为末。每温酒细呷之，一宿即消。

令面光华：三月三日收桃花，七月七日收鸡血，和涂面上。三二日后脱下，则光华颜色也。

▷叶

【解集】颂曰：采嫩者名桃心，入药尤胜。

【气味】苦，平，无毒。

【主治】除尸虫，出疮中小虫。

治恶气，小儿寒热客忤。

疗伤寒、时气、风痹无汗，治头风，通大小便，止霍乱腹痛。

【发明】时珍曰：按：许叔微《本事方》云：伤寒病，医者须顾表里，循次第。昔范云为梁武帝属官，得时疫热疾，召徐文伯诊之。是时武帝有九锡之命，期在旦夕。云恐不预，求速愈。文伯曰：此甚易，政恐二年后不复起尔。云曰：朝闻道夕死可矣，况二年乎。文伯乃以火煅地，布桃、柏叶于上，令云卧之。少顷汗出粉之，翌日遂愈。后二年云果猝。取汗先期，尚能促寿；况不顾表里时日，便欲速愈者乎？夫桃叶发汗妙法也，犹有此戒，可不慎欤？

【附方】风袭项强，不得顾视：穿地作坑，煅赤，以水洒之令冷，铺生桃叶于内。卧席上，以项着坑上，蒸至汗出，良久即瘥。

二便不通：桃叶杵汁半升服。冬用桃皮。

霍乱腹痛：桃叶三升切，水五升，煮一升三合，分二服。

除三尸虫：桃叶杵汁，服一升。

肠痔出血：桃叶一斛杵，纳小口器中坐，蒸之，有虫自出。

女人阴疮，如虫咬痒痛者：生捣桃叶，绵裹纳之，日三四易。

足上瘑疮：桃叶捣，和苦酒敷之。

鼻内生疮：桃叶嫩心杵烂塞之。无叶用枝。

身面癣疮：日午捣桃叶，取汁搽之。

诸虫入耳：桃叶挼熟塞之。或捣汁滴之。或作枕，枕之一夕自出。

▷茎及白皮

【修治】时珍曰：树皮、根皮皆可，用根皮尤良。并取东行者，刮去粗皮，取白皮入药。

【气味】苦，平，无毒。

【主治】除邪鬼中恶腹痛，去胃中热。

治疰忤心腹痛，解蛊毒，辟疫疠，疗黄疸身目如金，杀诸疮虫。

【附方】天行疫疠：常以东行桃枝煎熬汤浴之，佳。

黄疸如金：晴明时，清晨勿令鸡、犬、妇人见，取东引桃根细如箸、若钗股者一握，切细，以水一大升，煎一小升，空腹顿服。后三五日，其黄离离如薄云散开，百日方平复也。黄散后，可时时饮清酒一杯，则眼中易散，否则散迟。忌食热面、猪、鱼等物。此是徐之才家秘方也。

喉痹塞痛：桃皮煮汁三升服。

猝得恶疮，人不识者：取桃皮作屑纳之。

猝患瘰疬，不痛者：取桃树白皮贴疮上，灸二七壮良。

五痔作痛：桃根，水煎汁浸洗之，当有虫出。

小儿湿癣：桃树青皮为末，和醋频敷之。

狂狗咬伤：桃白皮一握，水二升，煎一升服。

牙疼颊肿：桃白皮、柳白皮、槐白皮等分，煎酒热漱。冷则吐之。

▷桃胶

【修治】时珍曰：桃茂盛时，以刀割树皮，久则胶溢出，采收，以桑灰汤浸过，曝干用。如服食，当依本方修炼。

【气味】苦，平，无毒。

【主治】炼服，保中不饥，忍风寒。

下石淋，破血，治中恶疰忤。

主恶鬼邪气。

和血益气，治下痢，止痛。

【发明】时珍曰：按：《抱朴子》云：桃胶以桑灰汁渍过服之，除百病，数月断谷，久则晦夜有光如月。又《列仙传》云：高丘公服桃胶得仙。古方以桃胶为仙药，而后人不复用之，岂其功亦未必如是之殊耶？

【附方】虚热作渴：桃胶如弹丸大，含之佳。

石淋作痛：桃木胶如枣大，夏以冷水三合，冬以汤三合，和服，日三服。当下石，石尽即止。

血淋作痛：桃胶（炒）、木通、石膏各一钱，水一盏，煎七分，食后服。

痘魇发搐黑陷者：用桃胶煎汤饮之。或水熬成膏，酒化服之，大效。

栗

【释名】栗子。

时珍曰：栗，《说文》作㮚，从卤，象花实下垂之状也。梵书名笃迦。

【集解】《别录》曰：栗生山阴，九月采。

时珍曰：栗但可种成，不可移栽。按：《事类合璧》云：栗木高二三丈，苞生多刺如猬毛，每枝不下四五个苞，有青、黄、赤三色。中子或单或双，或三或四。其壳生黄熟紫，壳内有膜裹仁，九月霜降乃熟。其苞自裂而子坠者，乃可久藏，苞未裂者易腐也。其花作条，大如箸头，长四五寸，可以点灯。栗之大者为板栗，中心扁子为栗楔。稍小者为山栗。山栗之圆而末尖者为锥栗。圆小如橡子者为莘栗。小如指顶者为茅栗，即《尔雅》所谓栭栗也，一名栵栗，可炒食之。刘恂《岭表录》云：广中无栗。惟靳州山中有石栗，一年方熟，圆如弹子，皮厚而味如胡桃。得非栗乃水果，不宜于炎方耶？

▷实

【气味】咸，温，无毒。

恭曰：栗作粉食，胜于菱、芡；但以饲孩儿，令齿不生。

【主治】益气，厚肠胃，补肾气，令人耐饥。

生食，治腰脚不遂。

疗筋骨断碎，肿痛瘀血，生嚼涂之，有效。

▷栗楔

【集解】时珍曰：一球三颗，其中扁者栗楔也。

【主治】筋骨风痛。

活血尤效。

颂曰：今衡山合活血丹用之。

每日生食七枚，破冷痃癖。又生嚼，罯恶刺，出箭头，敷瘰疬肿毒痛。

【发明】思邈曰：栗，肾之果也。肾病宜食之。

时珍曰：栗于五果属水。水潦之年则栗不熟，类相应也。有人内寒，暴泄如注，令食煨栗二三十枚，顿愈。肾主大便，栗能通肾，于此可验。《经验方》：治肾虚腰脚无力，以袋盛生栗悬干，每旦吃十余颗，次吃猪肾粥助之，久必强健。盖风干之栗，胜于日曝，而火煨油炒，胜于煮蒸。仍须细嚼，连液吞咽，则有益。若顿食至饱，反致伤脾矣。按：苏子由诗云：老去自添腰脚病，山翁服栗旧传方。客来为说晨兴晚，三咽徐收白玉浆。此得食栗之诀也。王祯《农书》云：《史记》载：秦饥，应侯请发五苑枣、栗。则《本草》栗厚肠胃、补肾气、令人耐饥之说，殆非虚语矣。

【附方】小儿疳疮：生嚼栗子敷之。

马咬成疮：独颗栗子烧研敷之。

小儿口疮：大栗煮熟，日日与食之，甚效。

衄血不止：宣州大栗七枚刺破，连皮烧存性，出火毒，入麝香少许研匀。每服二钱，温水下。

金刃斧伤：用独壳大栗研敷，或仓猝嚼敷亦可。

▷栗壳

【主治】反胃消渴，煮汁饮之。

煮汁饮，止泻血。

【附方】鼻衄不止，累医不效：栗壳烧存性，研末，粥饮服二钱。

▷毛球

【主治】煮汁，洗火丹毒肿。

▷花

【主治】瘰疬。

▷树皮

【主治】煮汁，洗沙虱、溪毒。

疗疮毒。

治丹毒五色无常。剥皮有刺者，煎水洗之。

▷根

【主治】偏肾气，酒煎服之。

枣

【释名】大枣。

时珍曰：按：陆佃《埤雅》云：大曰枣，小曰棘。棘，

酸枣也。枣性高，故重束；棘性低，故并束。束音次。枣、棘皆有刺针，会意也。

【集解】《别录》曰：枣生河东平泽。

时珍曰：枣木赤心有刺。四月生小叶，尖觥光泽。五月开小花，白色微青。南北皆有，惟青、晋所出者肥大甘美，入药为良。其类甚繁，《尔雅》所载之外，郭义恭《广志》有狗牙、鸡心、牛头、羊角、猕猴、细腰、赤心、三星、骈白之名，又有木枣、氐枣、桂枣、夕枣、灌枣、墟枣、蒸枣、白枣、丹枣、棠枣，及安邑、信都诸枣。谷城紫枣长二寸，羊角枣长三寸。密云所出小枣，脆润核细，味亦甘美，皆可充果食，不堪入药。入药须用青州及晋地晒干大枣为良。按：贾思勰《齐民要术》云：凡枣全赤时，日日撼而收曝，则红皱。若半赤收者，肉未充满，干即色黄赤，收者，味亦不佳。《食经》作干枣法：须治净地，铺菰箔之类承枣，日晒夜露，择去胖烂，曝干收之。切而晒干者为枣脯。煮熟榨出者为枣膏，亦曰枣瓤。蒸熟者为胶枣，加以糖、蜜拌蒸则更甜；以麻油叶同蒸，则色更润泽。捣枣胶晒干者为枣油，其法取红软干枣入釜，以水仅淹平，煮沸漉出，砂盆研细，生布绞取汁，涂盘上晒干，其形如油，以手摩刮为末收之。每以一匙，投汤碗中，酸甜味足，即成美浆，用和米麨，最止饥渴、益脾胃也。卢谌《祭法》云：春祀用枣油。即此。

▷生枣

【气味】甘、辛，热，无毒。多食令人寒热。凡羸瘦者不可食。

思邈曰：多食令人热渴膨胀，动脏腑，损脾元，助湿热。

▷大枣

【释名】干枣、美枣、良枣。

《别录》曰：八月采，曝干。

瑞曰：此即晒干大枣也。味最良美，故宜入药。今人亦有用胶枣之肥大者。

【气味】甘，平，无毒。

思邈曰：甘、辛，热，滑，无毒。

时珍曰：今人蒸枣多用糖、蜜拌过，久食最损脾、助湿热也。啖枣多，令人齿黄生䘌。故嵇康《养生论》云：齿处晋而黄，虱处头而黑。

【主治】心腹邪气，安中，养脾气，平胃气，通九窍，助十二经，补少气、少津液、身中不足，大惊四肢重，和百药。久服轻身延年。宗奭曰：煮取肉，和脾胃药甚佳。

补中益气，坚志强力，除烦闷，疗心下悬，除肠澼。久服不饥神仙。

润心肺，止嗽，补五脏，治虚损，除肠胃癖气。和光粉烧，治疳痢。

小儿患秋痢，与蛀枣食之良。

杀乌头、附子、天雄毒。

和阴阳，调荣卫，生津液。

【发明】弘景曰：道家方药，以枣为佳饵。其皮利，肉补虚，所以合汤皆擘之也。

时珍曰：《素问》言枣为脾之果，脾病宜食之。谓治病和药，枣为脾经血分药也。若无故频食，则生虫损齿，贻害多矣。按：王好古云：中满者勿食甘，甘令人满。故张仲景建中汤心下痞者，减饧、枣，与甘草同例，此得用枣之方矣。又按：许叔微《本事方》云：一妇病脏燥悲泣不止，祈祷备至。予忆古方治此证用大枣汤遂治，与服尽剂而愈。古人识病治方，妙绝如此。又陈自明《妇人良方》云：程虎卿内人妊娠四五个月，遇昼则惨戚悲伤，泪下数欠，如有所凭，医巫兼治皆无益。管伯周说：先人曾语此，治须大枣汤乃愈。虎卿借方治药，一投而愈。方见下条。又《摘玄方》治此证，用红枣烧存性，酒服三钱，亦大枣汤变法也。

【附方】调和胃气：以干枣去核，缓火逼燥为末。量多少入少生姜末，白汤点服。调和胃气甚良。

反胃吐食：大枣一枚去核，用斑蝥一枚去头、翅，入在内，煨熟去蝥，空心食之，白汤下良。

小肠气痛：大枣一枚去核，用斑蝥一枚去头、翅，入枣内，纸包煨熟，去蝥食枣，以桂心、荜澄茄汤下。

妊娠腹痛：大红枣十四枚，烧焦为末，以小便服之。

大便燥塞：大枣一枚去核，入轻粉半钱缚定，煨熟食之，仍以枣汤送下。

久服香身：用大枣肉和桂心、白瓜仁、松树皮为丸，久服之。

诸疮久坏不愈者：枣膏三升，煎水频洗，取愈。

食椒闭气：京枣食之即解也。

▷三岁陈枣核中仁

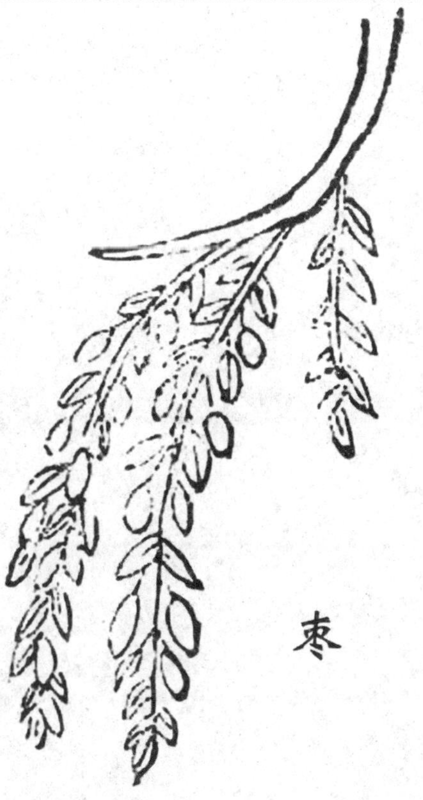

枣

【气味】燔之，苦，平，无毒。

【主治】腹痛邪气。

恶气猝疰忤。

核烧研，掺胫疮良。

【发明】时珍曰：按：《刘根别传》云：道士陈孜如痴人，江夏袁仲阳敬事之。孜曰：今春当有疾，可服枣核中仁二十七枚。后果大病，服之而愈。又云：常服枣仁，百邪不复干也。仲阳服之有效，则枣果有治邪之说矣。又《道书》云：常含枣核治气，令口行津液，咽之佳。谢承《后汉书》亦云：孟节能含枣核，不食可至十年也。此皆借枣以生津受气，而咽之又能达黄宫，以交离坎之义耳。

▷叶

【气味】甘，温，微毒。

《别录》曰：散服使人瘦，久即呕吐。

【主治】覆麻黄，能令出汗。

和葛粉，揩热痱疮，良。

治小儿壮热，煎汤浴之。

【附方】小儿伤寒：五日已后热不退。用枣叶半握，麻黄半两，葱白、豆豉各一合，童子小便二钟，煎一钟，分二服，取汗。

反胃呕哕：干枣叶一两，藿香半两，丁香二钱半，每服二钱，姜三片，水一盏煎服。

▷木心

【气味】甘，涩，温，有小毒。

【主治】中蛊腹痛，面目青黄，淋露骨立。锉取一斛，水淹三寸，煮至二斗澄清，煎五升。旦服五合，取吐即愈。又煎红水服之，能通经脉。

▷根

【主治】小儿赤丹从脚趺起，煎汤频浴之。

【附方】令发易长：取东行枣根三尺，横安甑上蒸之，两头汗出，收取敷发，即易长。

▷皮

【主治】同老桑树皮，并取北向者，等分，烧研。每用一合，井水煎，澄取清，洗目。一月三洗，昏者复明。忌荤、酒、房事。

梨

【释名】快果、果宗、玉乳、蜜父。

震亨曰：梨者，利也。其性下行流利也。

弘景曰：梨种殊多，并皆冷利，多食损人，故俗人谓之快果，不入药用。

【集解】时珍曰：梨树高二三丈，尖叶光腻有细齿，二月开白花如雪六出。上巳无风则结实必佳。故古语云：上巳有风梨有蠹，中秋无月蚌无胎。贾思勰言梨核每颗有十余子，种之惟一二子生梨，余皆生杜，此亦一异也。杜，即棠梨也。梨品甚多，必须棠梨、桑树接过者，则结子早而佳。梨有青、黄、红、紫四色。乳梨即雪梨，鹅梨即绵梨，消梨即香水梨也。俱为上品，可以治病。御儿梨即玉乳梨之讹。或云御儿一作语儿，地名也。在苏州嘉兴县，见《汉书注》。其他青皮、早谷、半斤、沙糜诸梨，皆粗涩不堪，只可蒸煮及切烘为脯尔。一种醋梨，易水煮熟，则甜美不损人也。昔人言梨，皆以常山真定、山阳钜野、梁国睢阳、齐国临淄、钜鹿、弘农、京兆、邺都、洛阳为称。盖好梨多产于北土，南方惟宣城者为胜。故司马迁《史记》云：淮北、荥南、河济之间，千株梨其人与千户侯等也。又魏文帝诏云：真定御梨大如拳，甘如蜜，脆如菱，可以解烦释悁。辛氏《三秦记》云：含消梨大如五升器，坠地则破，须以囊承取之。汉武帝尝种于上苑。此又梨之奇品也。《物类相感志》言：梨与萝卜相间收藏，或削梨蒂种于萝卜上藏之，皆可经年不烂。今北人每于树上包裹，过冬乃摘，亦妙。

▷实

【气味】甘、微酸，寒，无毒。多食令人寒中萎困。金疮、乳妇、血虚者，尤不可食。

《志》曰：《别录》云：梨：甘寒，多食成冷痢。桑梨：生食冷中，不益人。

【主治】热嗽，止渴。切片贴汤火伤，止痛不烂。

治客热，中风不语，治伤寒热发，解丹石热气、惊邪，利大小便。

除贼风，止心烦气喘热狂。作浆，吐风痰。

猝暗风不语者，生捣汁频服。胸中痞塞热结者，宜多食之。

润肺凉心，消痰降火，解疮毒、酒毒。

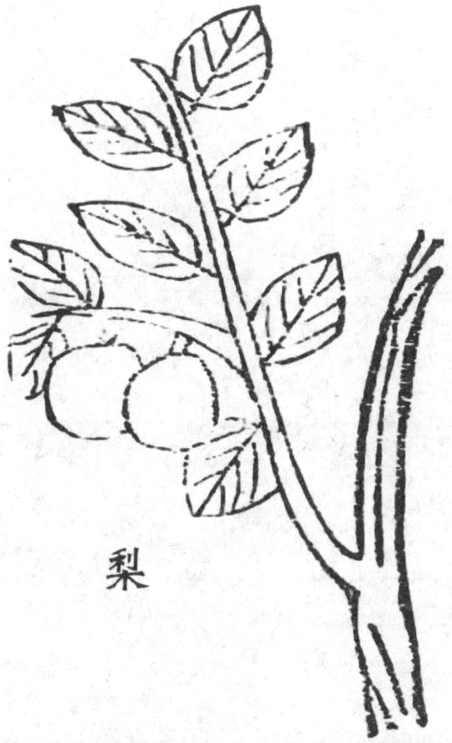

梨

【发明】时珍曰：《别录》著梨，只言其害，不著其功。陶隐居言梨不入药。盖古人论病多主风寒，用药皆是桂、附，故不知梨有治风热、润肺凉心、消痰降火、解毒之功也。今人痰病、火病，十居六七。梨之有益，盖不为少，但不宜过食尔。按：《类编》云：一士人状若有疾，厌厌无聊，往谒杨吉老诊之。杨曰：君热症已极，气血消铄，此去三年，当以疽死。士人不乐而去。闻茅山有道士医术通神，而不欲自鸣。乃衣仆衣，诣山拜之，愿执薪水之役。道士留置弟子中。久之以实白道士。道士诊之，笑曰：汝便下山，但日日吃好梨一颗。如生梨已尽，则取干者泡汤，食滓饮汁，疾自当平。士人如其戒，经一岁复见吉老。见其颜貌腴泽，脉息和平，惊曰：君必遇异人，不然岂有痊理？士人备告吉老。吉老具衣冠望茅山设拜，自咎其学之未至。此与琐言之说仿佛。观夫二条，则梨之功岂小补哉？然惟乳梨、鹅梨、消梨可食，余梨则亦不能去病也。

【附方】消渴饮水：用香水梨或鹅梨或江南雪梨皆可，取汁以蜜汤熬成瓶收。无时以热水或冷水调服，愈乃止。

痰喘气急：梨剜空，纳小黑豆令满，留盖合住系定，糠火煨熟，捣作饼。每日食之，至效。

暗风失音：生梨捣汁一盏饮之，日再服。

小儿风热，昏懵躁闷，不能食：用消梨三枚切破，以水二升，煮取汁一升，入粳米一合，煮粥食之。

赤眼肿痛：鹅梨一枚捣汁，黄连末半两，腻粉一字，和匀，绵裹浸梨汁中，日日点之。

反胃转食，药物不下：用大雪梨一个，以丁香十五粒刺入梨内，湿纸包四五重，煨熟食之。

▷花

【主治】去面黑粉滓。

▷叶

【主治】霍乱吐利不止，煮汁服。作煎，治风。

治小儿寒疝。

捣汁服，解中菌毒。

【附方】小儿寒疝腹痛，大汗出：用梨叶浓煎七合，分作数服，饮之大良。此徐玉经验方也。

中水毒病初起，头痛恶寒，拘急心烦：用梨叶一把捣烂，以酒一盏搅饮。

蠼螋尿疮出黄水：用梨叶汁涂之。干即易。

食梨过伤：梨叶煎汁解之。

▷木皮

【主治】解伤寒时气。

【附方】伤寒温疫已发未发：用梨木皮、大甘草各一

两，黄秫谷一合，为末，锅底煤一钱。每服三钱，白汤下，日二服，取愈。

霍乱吐利：梨枝煮汁饮。

气积郁冒，人有气从脐左右起上冲，胸满气促，郁冒厥者：用梨木灰、伏出鸡卵壳中白皮、紫苑、麻黄去节，等分为末，糊丸梧子大。每服十丸，酒下。亦可为末服方寸匕，或煮汤服。

结气咳逆三十年者服之亦瘥：方同上。

山楂

【校正】《唐本草》木部赤爪木，宋《图经》外类棠子，丹溪补遗《山楂》，皆一物也。今并于一，但以山楂标题。

【释名】赤爪子、鼠楂、猴楂、茅楂、山里果。

【集解】时珍曰：赤爪、棠梂、山楂，一物也。古方罕用，故《唐本草》虽有赤爪，后人不知即此也。自丹溪朱氏始著山楂之功，而后遂为要药。其类有二种，皆生山中。一种小者，山人呼为棠杭子、茅楂、猴楂，可入药用。树高数尺，叶有五尖，丫间有刺。三月开五出小白花。实有赤、黄二色，肥者如小林檎，小者如指头，九月乃熟，小儿采而卖之。闽人取熟者去皮核，捣和糖、蜜，作为楂糕，以充果物。其核状如牵牛子，黑色甚坚。一种大者，山人呼为羊机子。树高丈余，花叶皆同，但实稍大而色黄绿，皮涩肉虚为异尔。初甚酸涩，经霜乃可食。功用相同，而采药者不收。

▷实

【修治】时珍曰：九月霜后取带熟者，去核曝干，或蒸熟去皮核，捣作饼子，日干用。

【气味】酸，冷，无毒。

时珍曰：酸、甘，微温。生食多令人嘈烦易饥，损齿，齿龋人尤不宜也。

【主治】煮汁服，止水痢。沐头洗身，治疮痒。

煮汁洗漆疮，多瘥。

治腰痛有效。消食积，补脾，治小肠疝气，发小儿疮疹。

健胃，行结气。治妇人产后儿枕痛，恶露不尽，煎汁入沙糖服之，立效。

化饮食，消肉积症瘕，痰饮痞满吞酸，滞血痛胀。

化血块气块，活血。

【发明】时珍曰：凡脾弱食物不克化，胸腹酸刺胀闷者，于每食后嚼二三枚，绝佳。但不可多用，恐反克伐也。按：《物类相感志》言：煮老鸡、硬肉，入山楂数颗即易烂。则其消肉积之功，盖可推矣。珍邻家一小儿，因

食积黄肿，腹胀如鼓。偶往羊机树下，取食之至饱。归而大吐痰水，其病遂愈。羊机乃山楂同类，医家不用而有此效，则其功应相同矣。

【附方】偏坠疝气：山棠梂肉、茴香（炒）各一两为末，糊丸梧子大。每服一百丸，空心白汤下。

老人腰痛及腿痛：用棠梂子、鹿茸（炙）等分为末，蜜丸梧子大。每服百丸，日二服。

肠风下血：用寒药、热药及脾弱药俱不效者。独用山里果（俗名酸枣）干者为末，艾汤调下，应手即愈。

▷核

【主治】吞之，化食磨积，治癫疝。

安石榴

【释名】若榴、丹若、金罂。

【集解】弘景曰：石榴花赤可爱，故人多植之，尤为外国所重。有甜、酢二种，医家惟用酢者之根、壳。榴子乃服食者所忌。

时珍曰：榴五月开花，有红、黄、白三色。单叶者结实。千叶者不结实，或结亦无子也。实有甜、酸、苦三种。《抱朴子》言苦者出积石山。或云即山石榴也。《酉阳杂俎》言南诏石榴皮薄如纸。《琐碎录》言河阴石榴名三十八者，其中只有三十八子也。又南中有四季榴，四时开花，秋月结实，实方绽，随复开花。有火石榴赤色如火。海石榴高一二尺即结实。皆异种也。按：《事类合璧》云：榴大如杯，赤色有黑斑点，皮中如蜂窠，有黄膜隔之，子形如人齿，淡红色，亦有洁白如雪者。又潘岳赋云：榴者，天下之奇树，九州之名果。千房同膜，千子如一。御饥疗渴，解醒止醉。

▷甘石榴

【气味】甘、酸，温，涩，无毒。多食损人肺。

震亨曰：榴者留也。其汁酸性滞，亦成痰。

【主治】咽喉燥渴。

能理乳石毒。

制三尸虫。

▷酸石榴

【气味】酸，温，涩，无毒。

【主治】赤白痢腹痛，连子捣汁，顿服一枚。

止泻痢崩中带下。

【发明】时珍曰：榴受少阳之气，而荣于四月，盛于五月，实于盛夏，熟于深秋。丹花赤实，其味甘酸，其气温涩，木具火之象。故多食损肺、齿而生痰涎。酸者则兼

收敛之气，故入断下、崩中之药。或云白榴皮治白痢，红榴皮治红痢，亦通。

【附方】肠滑久痢：黑神散：用酸石榴一个煅烟尽，出火毒一夜，研末，仍以酸榴一块煎汤服，神效无比。

久泻不止：方同上。

痢血五色或脓或水，冷热不调：酸石榴五枚，连子捣汁二升。每服五合，神妙。

小便不禁：酸石榴烧存性（无则用枝烧灰代之），每服二钱，用柏白皮切焙四钱，煎汤一盏，入榴灰再煎至八分，空心温服，晚再服。

捻须令黑：酸石榴结成时，就东南枝上拣大者一个，顶上开一孔，内水银半两于中，原皮封之，麻扎定，牛屎封护，待经霜摘下，倾出壳内水，以鱼鳔笼指蘸水捻须，久久自黑也。

▷酸榴皮

【修治】敩曰：凡使榴皮、叶、根勿犯铁，并不计干湿，皆以浆水浸一夜，取出用，其水如墨汁也。

【气味】同实。

【主治】止下痢漏精。煎服，下蛔虫。

治筋骨风，腰脚不遂，行步挛急疼痛，涩肠。取汁点目，止泪下。

煎服，下蛔虫。

止泻痢，下血脱肛，崩中带下。

【附方】粪前有血，令人面黄：用酢石榴皮炙，研末。每服二钱，用茄子枝煎汤服。

肠滑久痢，神妙无比方也：用石榴一个劈破，炭火簇烧存性，出火毒，为末。每服一钱，别以酸石榴一瓣，水一盏，煎汤调服。

久痢久泻：陈石榴皮酢者，焙研细末。每服二钱，米饮下。患二三年或二三月百方不效者，服之便止，不可轻忽之也。

小儿风痫：大生石榴一枚，割去顶剜空，入全蝎五枚，黄泥固济，煅存性为末。每服半钱，乳汁调下。或防风汤下亦可。

▷酸榴东行根

【气味】同皮。

【主治】蛔虫、寸白。

青者，入染须用。

治口齿病。

止涩泻痢、带下，功与皮同。

【附方】金蚕蛊毒，吮白矾味甘，嚼黑豆不腥者，即是中蛊也：石榴根皮煎浓汁服，即吐出活虫，无不愈者。

女子经闭不通：用酢榴根东生者一握炙干，水二大盏，浓煎一盏，空心服之。未通再服。

赤白下痢：方同上。

▷榴花

【主治】阴干为末，和铁丹服，一年变白发如漆。

千叶者，治心热吐血。又研末吹鼻，止衄血立效。亦敷金疮出血。

【附方】金疮出血：榴花半斤，石灰一升。捣和阴干。每用少许敷之，立止。

鼻出衄血：酢榴花二钱半，黄蜀葵花一钱，为末。每服一钱，水一盏，煎服，效乃止。

橘

【校正】《志》曰：自木部移入此。

【集解】《别录》曰：橘、柚，生江南及山南山谷，十月采。

时珍曰：橘、柚，苏恭所说甚是。苏颂不知青橘即橘之未黄者，乃以为柚，误矣。夫橘、柚、柑三者相类而不同。橘实小，其瓣味微酢，其皮薄而红，味辛而苦。柑大于橘，其瓣味甘，其皮稍厚而黄，味辛而甘。柚大小皆如橙，其瓣味酢，其皮最厚而黄，味甘而不甚辛。如此分之，即不误矣。按：《事类合璧》云：橘树高丈许，枝多生刺。其叶两头尖，绿色光面，大寸余，长二寸许。四月着小白花，甚香。结实至冬黄熟，大者如杯，包中有瓣，瓣中有核也。宋韩彦直著《橘谱》三卷甚详，其略云：柑橘出苏州、台州，西出荆州，南出闽、广、抚州，皆不如温州者为上也。柑品有八，橘品十有四，多是接成。惟种成者，气味尤胜。黄橘扁小而多香雾，乃橘之上品也；朱橘小而色赤如火。绿橘绀碧可爱，不待霜后，色味已佳。隆冬采之，生意如新。乳橘状似乳柑，皮坚瓤多，味绝酸芳。塌橘状大而扁，外绿心红，瓣巨多液，经春乃甘美。包橘外薄内盈，其脉瓣隔皮可数。绵橘微小，极软美可爱，而不多结。沙橘细小甘美。油橘皮似油饰，中坚外黑，乃橘之下品也。早黄橘秋半已丹。冻橘八月开花，冬结春采。穿心橘实大皮光，而心虚可穿。荔枝橘出横阳，肤理皱密如荔子也。俗传橘下埋鼠，则结实加倍。故《物类相感志》云：橘见尸而实繁。《涅经经》云：如橘见鼠，其果实多。《周礼》言橘逾淮而白变为枳，地气然也。余见柑下。

▷橘实

【气味】甘、酸，温，无毒。

弘景曰：食之多痰，恐非益也。

【主治】甘者润肺，酸者聚痰。

止消渴，开胃，除胸中膈气。

【发明】时珍曰：橘皮下气消痰，其肉生痰聚饮，表里之异如此，凡物皆然。今人以蜜煎橘充果食甚佳，亦可酱菹也。

▷黄橘皮

【释名】红皮、陈皮。

好古曰：橘皮以色红日久者为佳，故曰红皮、陈皮。去白者曰橘红也。

【修治】敩曰：凡使勿用柚皮、皱子皮，二件用不得。凡修事，须去白膜一重，锉细，以鲤鱼皮裹一宿，至明取用。

时珍曰：橘皮纹细色红而薄，内多筋脉，其味苦辛。柑皮纹粗色黄而厚，内多白膜，其味辛甘。柚皮最厚而虚，纹更粗，色黄，内多膜无筋，其味甘多辛少。但以此别之，即不差矣。橘皮性温，柑、柚皮性冷，不可不知。今天下多以广中来者为胜，江西者次之。然亦多以柑皮杂之。柑皮犹可用，柚皮则悬绝矣。凡橘皮，入和中理胃药则留白，入下气消痰药则去白，其说出于《圣济经》。去白者，以白汤入盐洗润透，刮去筋膜，晒干用。亦有煮焙者，各随本方。

【气味】苦、辛，温，无毒。

也。同杏仁治大肠气秘，同桃仁治大肠血闷，皆取其通滞也。详见杏仁下。按：方勺《泊宅编》云：橘皮宽膈降气，消痰饮，极有殊功。他药贵新，惟此贵陈。外舅莫强中令丰城时得疾，凡食已辄胸满不下，百方不效。偶家人合橘红汤，因取尝之，似相宜，连日饮之。一日忽觉胸中有物坠下，大惊目瞪，自汗如雨。须臾腹痛，下数块如铁弹子，臭不可闻。自此胸饮廓然，其疾顿愈，盖脾之冷积也。其方：用橘皮（去穰）一斤，甘草、盐花各四两，水五碗，慢火煮干，焙研为末，白汤点服。名二贤散，治一切痰气特验。世医徒知半夏、南星之属，何足以语此哉？珍按：二贤散，丹溪变之为润下丸，用治痰气有效。惟气实人服之相宜，气不足者不宜用之也。

【附方】润下丸：治湿痰，因火泛上，停滞胸膈，咳唾稠黏。陈橘皮半斤（入砂锅内，下盐五钱，化水淹过煮干），粉甘草二两（去皮，蜜炙），各取净末，蒸饼和丸梧子大。每服百丸，白汤下。

反胃吐食：真橘皮，以日照西壁土炒香为末。每服二钱，生姜三片，枣肉一枚，水二钟，煎一钟，温服。

猝然食噎：橘皮一两，汤浸去瓤，焙为末。以水一大盏，煎半盏，热服。

诸气呃噫：橘皮二两去瓤，水一升，煎五合，顿服，或

【主治】胸中瘕热逆气，利水谷。久服去臭，下气通神。

下气，止呕咳，治气冲胸中，吐逆霍乱，疗脾不能消谷，止泄，除膀胱留热停水，五淋，利小便，去寸白虫。

清痰涎，治上气咳嗽，开胃，主气痢，破症瘕痃癖。

疗呕哕反胃嘈杂，时吐清水，痰痞痎疟，大肠闷塞，妇人乳痈。入食料，解鱼腥毒。

【发明】时珍曰：橘皮，苦能泄能燥，辛能散，温能和。其治百病，总是取其理气燥湿之功。同补药则补，同泻药则泻，同升药则升，同降药则降。脾乃元气之母，肺乃摄气之籥，故橘皮为二经气分之药，但随所配而补泻升降也。洁古张氏云：陈皮、枳壳利其气而痰自下，盖此义

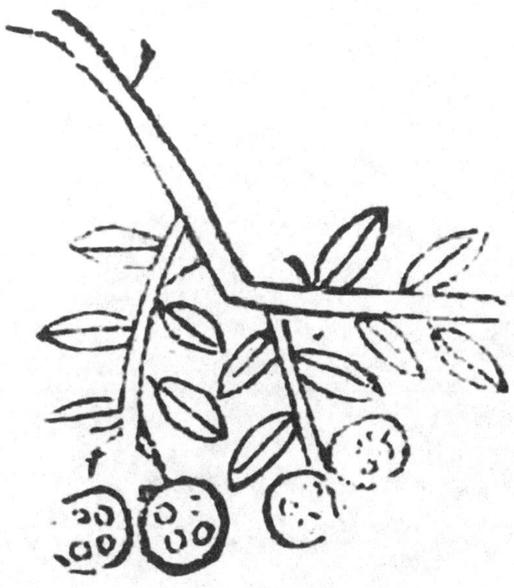

橘

加枳壳尤良。

痰膈气胀：陈皮三钱，水煎热服。

猝然失声：橘皮半两，水煎，徐呷。

化食消痰，胸中热气：用橘皮半两微熬，为末。水煎代茶，细呷。

下焦冷气：干陈橘皮一斤为末，蜜丸梧子大。每食前温酒下三十丸。

产后吹奶：陈皮一两，甘草一钱，水煎服，即散。

鱼骨鲠咽：橘皮常含，咽汁即下。

嵌甲作痛不能行履者：浓煎陈皮汤浸良久，甲肉自离，轻手剪去，以虎骨末敷之即安。

▷青橘皮

【修治】时珍曰：青橘皮乃橘之未黄而青色者，薄而光，其气芳烈。今人多以小柑、小柚、小橙伪为之，不可不慎辨之。入药以汤浸去瓤，切片醋拌，瓦炒过用。

【气味】苦、辛，温，无毒。

【主治】气滞，下食，破积结及膈气。

破坚癖，散滞气，去下焦诸湿，治左胁肝经积气。

治胸膈气逆，胁痛，小腹疝痛，消乳肿，疏肝胆，泻肺气。

【发明】元素曰：青橘皮气味俱厚，沉而降，阴也。入

厥阴、少阳经，治肝胆之病。

杲曰：青皮乃足厥阴引经之药，能引食入太阴之仓。破滞削坚，皆治在下之病。有滞气则破滞气，无滞气则损真气。

好古曰：陈皮治高，青皮治低，与枳壳治胸膈，枳实治心下同意。

嘉谟曰：久疟热甚，必结癖块，宜多服清脾汤。内有青皮疏利肝邪，则癖自不结也。

【附方】快膈汤治冷膈气及酒食后饱满：用青橘皮一斤作四分：四两用盐汤浸，四两用白沸汤浸，四两用醋浸，四两用酒浸。各三日取出，去白切丝，以盐一两炒微焦，研末。每用二钱，以茶末五分，水煎温服。亦可点服。

疟疾寒热：青皮一两烧存性，研末。发前温酒服一钱，临时再服。

伤寒呃逆，声闻四邻：四花青皮全者，研末。每服二钱，白汤下。

产后气逆：青橘皮为末，葱白、童子小便煎二钱服。

妇人乳癌：因久积忧郁，乳房内有核如指头，不痛不痒，五七年成痈，名乳癌，不可治也。用青皮四钱，水一盏半，煎一盏，徐徐服之，日一服。或用酒服。

▷橘瓤上筋膜

【主治】口渴、吐酒，炒熟煎汤饮，甚效。

▷橘核

【修治】时珍曰：凡用须以新瓦焙香，去壳取仁，研碎入药。

【气味】苦，平，无毒。

【主治】肾疰腰痛，膀胱气痛，肾冷。炒研，每温酒服一钱，或酒煎服之。

治酒齄风鼻赤。炒研，每服一钱，胡桃肉一个，擂酒服，以知为度。

小肠疝气及阴核肿痛。炒研五钱，老酒煎服，或酒糊丸服，甚效。

【发明】时珍曰：橘核入足厥阴，与青皮同功，故治腰痛㿗疝在下之病，不独取象于核也。《和剂局方》治诸疝痛及内㿗，卵肿偏坠，或硬研如石，或肿至溃，有橘核丸，用之有效。品味颇多，详见本方。

【附方】腰痛：橘核、杜仲各二两炒，研末。每服二钱，盐酒下。

▷叶

【气味】苦，平，无毒。

【主治】导胸膈逆气，入厥阴，行肝气，消肿散毒，乳痈胁痛，用之行经。

【附方】肺痈：绿橘叶洗，捣绞汁一盏服之。吐出脓血即愈。

柑

【释名】木奴。

时珍曰：汉李衡种柑于武陵洲上，号为木奴焉。

【集解】颂曰：乳柑出西戎者佳。

时珍曰：柑，南方果也，而闽、广、温、台、苏、抚、荆州为盛，川蜀虽有不及之。其树无异于橘，但刺少耳。柑皮比橘色黄而稍厚，理稍粗而味不苦。橘可久留，柑易腐败。柑树畏冰雪，橘树略可。此柑、橘之异也。柑、橘皮今人多混用，不可不辨，详见橘下。按：韩彦直《橘谱》云：乳柑，出温州诸邑，惟泥山者为最，以其味似乳酪故名。彼人呼为真柑，似以它柑为假矣。其木婆娑，其叶纤长，其花香韵，其实圆正，肤理如泽蜡，其大六七寸，其皮薄而味珍，脉不粘瓣，食不留滓，一颗仅二三核，亦有全无者，擘之香雾噀人，为柑中绝品也。生枝柑，形不圆，色青肤粗，味带微酸，留之枝间，可耐久也，俟味变甘，乃带叶折，故名。海红柑，树小而颗极大，有围及尺者，皮厚色红，可久藏，今狮头柑亦是其类也。洞庭柑，种出洞庭山，皮细味美，其熟最早也。甜柑，类洞庭而大，每颗必八瓣，不待霜而黄也。木柑，类洞庭，肤粗顽，瓣大而少液，故谓之木也。朱柑，类洞庭而大，色绝嫣红，其味酸，人不重之。馒头柑，近蒂起如馒头尖，味香美也。

【气味】甘，大寒，无毒。颂曰：冷。

《志》曰：多食令人肺冷生痰，脾冷发痼癖，大肠泻利，发阴汗。

【主治】利肠胃中热毒，解丹石，止暴渴，利小便。

【附方】难产：柑橘瓤阴干，烧存性，研末，温酒服二钱。

▷皮

【气味】辛，甘，寒，无毒。

时珍曰：橘皮苦、辛、温，柑皮辛、甘、寒。外形虽似，而气味不同。

【主治】下气调中。

解酒毒及酒渴，去白焙研末，点汤入盐饮之。

治产后肌浮，为末酒服。

伤寒饮食劳复者，浓煎汁服。

山柑皮：治咽喉痛效。

▷核

【主治】作涂面药。

▷叶

【主治】聤耳流水或脓血。取嫩头七个，入水数滴，杵取汁滴之，即愈。

橙

【释名】金球、鹄壳。

时珍曰：按：陆佃《埤雅》云：橙，柚属也。可登而成之，故字从登。又谐声也。

【集解】《志》曰：橙，树似橘而叶大，其形圆，大于橘而香，皮厚而皱，八月熟。

时珍曰：橙产南土，其实似柚而香，叶有两刻缺如两段，亦有一种气臭者。柚乃柑属之大者，早黄难留；橙乃橘属之大者，晚熟耐久。皆有大小二种。按：《事类合璧》云：橙树高枝，叶不甚类橘，亦有刺。其实大者如碗，颇似朱栾，经霜早熟，色黄皮厚，蹙衄如沸，香气馥郁。其皮可以熏衣，可以芼鲜，可以和菹醢，可以为酱齑，可以蜜煎，可以糖制为橙丁，可以蜜制为橙膏。嗅之则香，食之则美，诚佳果也。

【气味】酸，寒，无毒。

士良曰：暖。多食伤肝气，发虚热。与猵肉同食，发头旋恶心。

时珍曰：猵乃水獭之属也。诸家本草皆作槟榔，误矣。

【主治】洗去酸汁，切，和盐、蜜，煎成贮食，止恶心，能去胃中浮风恶气。

行风气，疗瘿气，发瘰疬，杀鱼、蟹毒。

▷皮

【气味】苦、辛，温，无毒。

【主治】作酱、醋香美，散肠胃恶气，消食下气，去胃中浮风气。

和盐贮食，止恶心，解酒病。

糖作橙丁，甘美，消痰下气，利膈宽中，解酒。

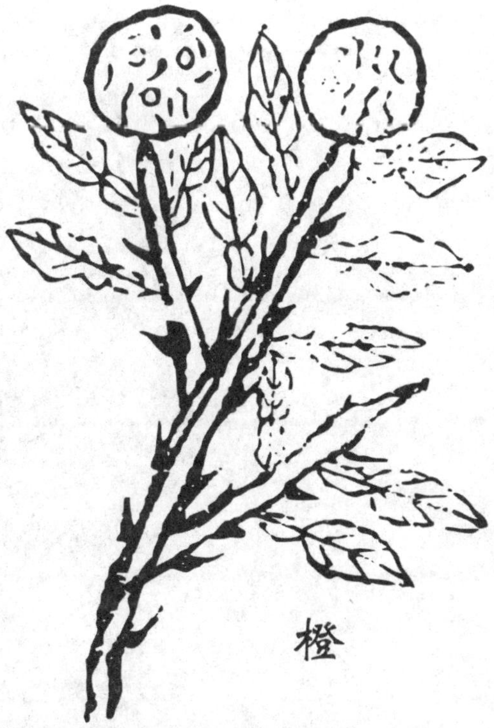

橙

【附方】香橙汤：宽中快气，消酒。用橙皮二斤切片，生姜五两（切、焙、擂烂），入炙甘草末一两，檀香末半两，和作小饼。每嚼一饼，沸汤入盐送下。

痔疮肿痛：隔年风干橙子，桶内烧烟熏之，神效。

▷核

【主治】面皯粉刺，湿研，夜夜涂之。

【附方】闪挫腰痛：橙子核炒研，酒服三钱即愈。

柚

【释名】壶柑、臭橙、朱栾。

时珍曰：柚色油然，其状如卣，故名。壶亦象形。今人呼其黄而小者为蜜筒，正此意也。其大者谓之朱栾，亦取团栾之象。最大者谓之香栾。《尔雅》谓之櫾，又曰椵。《广雅》谓之镭柚，镭亦壶也。《桂海志》谓之臭柚，皆一物。但以大小古今《方言》称呼不同耳。

【集解】时珍曰：柚，树、叶皆似橙。其实有大、小二种：小者如柑如橙；大者如瓜如升，有围及尺余者，亦橙之类也。今人呼为朱栾，形色圆正，都类柑、橙。但皮厚而粗，其味甘，其气臭，其瓣坚而酸恶不可食，其花甚香。南人种其核，长成以接柑、橘，云甚良也。盖橙乃橘属，故其皮皱厚而香，味苦而辛；柚乃柑属，故其皮粗厚而臭，味甘而辛。如此分柚与橙、橘自明矣。郭璞云：櫾，大柚也。实大如盏，皮厚二三寸，子似枳，食之少味。范成大云：广南臭柚大如瓜，可食，其皮甚厚，染墨打碑，可代毡刷，且不损纸也。《列子》云：吴越之间有木焉，其名为櫾。碧树而冬青，实丹而味酸。食其皮汁，已愤厥之疾。渡淮而北，化而为枳。此言地气之不同如此。

【气味】酸，寒，无毒。

【主治】消食，解酒毒，治饮酒人口气，去肠胃中恶气，疗妊娠不思食口淡。

▷皮

【气味】甘、辛，平，无毒。

【正误】时珍曰：按：沈括《笔谈》云：《本草》言橘皮苦，柚皮甘，误矣。柚皮极苦，不可入口，甘者乃橙也。此说似与今柚不同，乃沈氏自误也，不可为据。

【主治】下气。宜食，不入药。

消食快膈，散愤懑之气，化痰。

【附方】痰气咳嗽：用香栾去核切，砂瓶内浸酒，封固一夜，煮烂，蜜拌匀，时时含咽。

▷叶

【主治】头风痛，同葱白捣，贴太阳穴。

▷花

【主治】蒸麻油作香泽面脂，长发润燥。

枇杷

【集解】时珍曰：按：郭义恭《广志》云：枇杷易种，叶微似栗，冬花春实。其子簇结有毛，四月熟，大者如鸡子，小者如龙眼，白者为上，黄者次之。无核者名焦子，出广州。又杨万里诗云：大叶耸长耳，一枝堪满盘。荔支分与核，金橘却无酸。颇尽其状。注《文选》者以枇杷为卢橘，误矣。

▷实

【气味】甘、酸，平，无毒。

《志》曰：寒。

诜曰：温。多食发痰热，伤脾。同炙肉及热面食，令人患热黄疾。

【主治】止渴下气，利肺气，止吐逆，主上焦热，润五脏。

▷叶

【修治】恭曰：凡用须火炙，以布拭去毛。不尔射人肺，令咳不已。或以粟秆作刷刷之，尤易洁净。

时珍曰：治胃病以姜汁涂炙，治肺病以蜜水涂炙，乃良。

【气味】苦，平，无毒。

权曰：甘，微辛。

弘景曰：煮汁饮之，则小冷。

【主治】猝啘不止，下气，煮汁服。

弘景曰：若不暇煮，但嚼汁咽，亦瘥。

治呕哕不止，妇人产后口干。

煮汁饮，主渴疾，治肺气热嗽，及肺风疮，胸面上疮。

和胃降气，清热解暑毒，疗脚气。

【发明】时珍曰：枇杷叶气薄味厚，阳中之阴。治肺胃之病，大都取其下气之功耳。气下则火降痰顺，而逆者不逆，呕者不呕，渴者不渴，咳者不咳矣。

【附方】温病发哕因饮水多者：枇杷叶（去毛，炙香）、茅根各半斤，水四升，煎二升，稍稍饮之。

反胃呕哕：枇杷叶（去毛炙）、丁香各一两，人参二两。每服三钱，水一盏，姜三片，煎服。

衄血不止：枇杷叶（去毛），焙研末。茶服一二钱，日三。

酒皶赤鼻：枇杷叶、卮子仁等分，为末。每服二钱，温酒调下。日三服。

面上风疮：方同上。

痔疮肿痛：枇杷叶蜜炙，乌梅肉焙，为末。先以乌梅汤洗，贴之。

痘疮溃烂：枇杷叶煎汤洗之。

▷花

【主治】头风，鼻流清涕。辛夷等分，研末，酒服二钱，日二服。

▷木白皮

【主治】生嚼咽汁，止吐逆不下食，煮汁冷服，尤佳。

杨梅

【释名】杬子。

时珍曰：其形如水杨子而味似梅，故名。段氏《北户录》名杬子。扬州人呼白杨梅为圣僧。

【集解】时珍曰：杨梅树叶如龙眼及紫瑞香，冬月不凋。二月开花结实，形如楮实子，五月熟，有红、白、紫三种，红胜于白，紫胜于红，颗大而核细，盐藏、蜜渍、糖收皆佳。东方朔《林邑记》云：邑有杨梅，其大如杯碗，青时极酸，熟则如蜜。用以酿酒，号为梅香酎，甚珍重之。赞宁《物类相感志》云：桑上接杨梅则不酸。杨梅树生癞，以甘草钉钉之则无。皆物理之妙也。

藏器曰：张华《博物志》言地瘴处多生杨梅，验之信然。

▷实

【气味】酸、甘，温，无毒。

诜曰：热，微毒。久食令人发热，损齿及筋。忌生葱同食。

【主治】盐藏食，去痰止呕哕，消食下酒。干作屑，临饮酒时服方寸匕，止吐酒。

止渴，和五脏，能涤肠胃，除烦愦恶气。烧灰服，断下痢甚验。盐者常含一枚，咽汁，利五脏下气。

【附方】头痛不止：杨梅为末，以少许嗜鼻取嚏，妙。

头风作痛：杨梅为末，每食后薄荷茶服二钱。或以消风散同煎服。或同捣末，以白梅肉和，丸弹子大，每食后葱茶嚼下一丸。

一切损伤，止血生肌，令人瘢痕：用盐藏杨梅和核捣如泥，做成挺子，以竹筒收之。凡遇破伤，研末敷之，神圣绝妙。

▷核仁

【主治】脚气。

时珍曰：按：王性之《挥尘录》云：会稽杨梅为天下冠。童贯苦脚气，或云杨梅仁可治之。郡守王嶷馈五十

石，贯用之而愈。取仁法：以柿漆拌核暴之，则自裂出也。

▷树皮及根

【主治】煎汤，洗恶疮疥癣。

煎水，漱牙痛。服之，解砒毒。烧灰油调，涂汤火伤。

【附方】中砒毒：心腹绞痛，欲吐不吐，面青肢冷。用杨梅树皮煎汤二三碗，服之即愈。

风虫牙痛：《普济方》：用杨梅根皮厚者焙一两，川芎五钱，麝香少许，研末。每用半钱，鼻内嗃之，口中含水，涎出痛止。《摘要方》：用杨梅根皮、韭菜根、厨案上油泥，等分捣匀，贴于两腮上，半时辰，其虫从眼角出也。屡用有效之方。

樱桃

【释名】莺桃、含桃、荆桃。

时珍曰：其颗如璎珠，故谓之樱。而许慎作莺桃，云莺所含食，故又曰含桃，亦通。案：《尔雅》云：楔，荆桃也。孙炎注云：即今樱桃。最大而甘者，谓之崖蜜。

【集解】时珍曰：樱桃树不甚高。春初开白花，繁英如雪。叶团，有尖及细齿。结子一枝数十颗，三月熟时须守护，否则鸟食无遗也。盐藏、蜜煎皆可，或同蜜捣作糕食，唐人以酪荐食之。林洪《山家清供》云：樱桃经雨则虫自内生，人莫之见。用水浸良久，则虫皆出，乃可食也。试之果然。

【气味】甘，热，涩，无毒。

大明曰：平，微毒。多食令人吐。

诜曰：食多无损，但发虚热耳。有暗风人不可食，食之立发。

李廷飞曰：伤筋骨，败血气。有寒热病人不可食。

【主治】调中，益脾气，令人好颜色，美志。

止泄精、水谷痢。

【发明】时珍曰：案：张子和《儒门事亲》云：舞水一富家有二子，好食紫樱，每日啖一二升。半月后，长者发肺痿，幼者发肺痈，相继而死。呜呼！百果之生，所以养人，非欲害人。富贵之家，纵其嗜欲，取死是何？天耶命耶？邵尧夫诗云：『爽口物多终作疾』，真格言哉。观此，则寇、朱二氏之言，益可证矣。王维诗云：饱食不须愁内热，大官还有蔗浆寒。盖谓寒物同食，犹可解其热也。

▷叶

【气味】甘，平，无毒。

【主治】蛇咬，捣汁饮，并敷之。煮老鹅，易软熟。

▷枝

【主治】雀卵斑皯，同紫萍、牙皂、白梅肉研和，日用洗面。

▷花

【主治】面黑粉滓。方见李花。

银杏

【释名】白果、鸭脚子。

时珍曰：原生江南，叶似鸭掌，因名鸭脚。宋初始入贡，改呼银杏，因其形似小杏而核色白也。今名白果。梅尧臣诗：鸭脚类绿李，其名因叶高。欧阳修诗：绛囊初入贡，银杏贵中州。是矣。

【集解】时珍曰：银杏生江南，以宣城者为胜。树高二三丈，叶薄纵理，俨如鸭掌形，有刻缺，面绿背淡。二月开花成簇，青白色，二更开花，随即卸落，人罕见之。一枝结子百十，状如楝子，经霜乃熟烂，去肉取核为果，其核两头尖，三棱为雄，二棱为雌。其仁嫩时绿色，久则黄。须雌雄同种，其树相望，乃结实；或雌树临水亦可；或凿一孔，内雄木一块泥之亦结。阴阳相感之妙如此。其树耐久，肌理白腻。术家取刻符印，云能召使也。《文选·吴都赋》注：平仲果，其实如银。未知即此果否？

▷核仁

【气味】甘、苦，平，涩，无毒。

时珍曰：熟食，小苦微甘，性温有小毒。多食令人胪胀。

瑞曰：多食壅气动风。小儿食多昏霍，发惊引疳。同鳗鲡鱼食，患软风。

【主治】生食引疳解酒，熟食益人。

熟食温肺益气，定喘嗽，缩小便，止白浊。生食降痰，消毒杀虫。嚼浆涂鼻面手足，去齄疱皯皴皱，及疥癣疳䘌阴虱。

【发明】时珍曰：银杏宋初始著名，而修本草者不收。近时方药亦时用之。其气薄味厚，性涩而收，色白属金。故能入肺经，益肺气，定喘嗽，缩小便。生捣能浣油腻，则其去痰浊之功，可类推矣。其花夜开，人不得见，盖阴毒之物，故又能杀虫消毒。然食多则收令太过，令人气壅胪胀昏顿。故《物类相感志》言银杏能醉人。而《三元延寿书》言白果食满千个者死。又云：昔有饥者，同以白果代饭食饱，次日皆死也。

【附方】寒嗽痰喘：白果七个煨熟，以熟艾作七丸，每

果入艾一丸，纸包再煨香，去艾吃。

哮喘痰嗽：鸭掌散：用银杏五个，麻黄二钱半，甘草（炙）二钱，水一钟半，煎八分，卧时服。又金陵一铺治哮喘，白果定喘汤，服之无不效者，其人以此起家。其方：用白果二十一个（炒黄），麻黄三钱，苏子二钱，款冬花、法制半夏、桑白皮（蜜炙）各二钱，杏仁（去皮、尖），黄芩（微炒）各一钱半，甘草一钱，水三钟，煎二钟，随时分作二服。不用姜。

咳嗽失声：白果仁四两，白茯苓、桑白皮二两，乌豆半升（炒），蜜半斤，煮熟晒干为末，以乳汁半碗拌湿，九蒸九晒，丸如绿豆大。每服三五十丸，白汤下。神效。

狗咬成疮：白果仁嚼细涂之。

手足皴裂：生白果嚼烂，夜夜涂之。

乳痈溃烂：银杏半斤，以四两研酒服之，以四两研敷之。

胡桃

【释名】羌桃、核桃。

时珍曰：此果外有青皮肉包之，其形如桃，胡桃乃其核也。羌音呼核如胡，名或以此。或作核桃。梵书名播罗师。

【集解】时珍曰：胡桃树高丈许。春初生叶，长四五寸，微似大青叶，两两相对，颇作恶气。三月开花如栗花，穗苍黄色。结实至秋如青桃状，熟时沤烂皮肉，取核为果。人多以榉柳接之。案：刘恂《岭表录》云：南方有山胡桃，底平如槟榔，皮厚而大坚，多肉少穰。其壳甚厚，须椎之方破。然则南方亦有，但不佳耳。

▷核仁

【气味】甘，平，温，无毒。

颂曰：性热，不可多食。

思邈曰：甘冷滑。多食动痰饮，令人恶心、吐水、吐食物。

《志》曰：多食动风，脱人眉。同酒食，多令人咯血。

颖曰：多食生痰，动肾火。

【发明】震亨曰：胡桃属土而有火，性热。《本草》云甘平，是无热矣。然又云动风脱人眉，非热何以伤肺耶？

时珍曰：胡桃仁味甘气热，皮涩肉润。孙真人言其冷滑，误矣。近世医方用治痰气喘嗽醋心及疠风诸病，而酒家往往醉后嗜之。则食多吐水吐食脱眉，及酒同食咯血之说，亦未必尽然也。但胡桃性热，能入肾肺，惟虚寒者宜之，而痰火积热者，不宜多食耳。

【主治】食之令人肥健，润肌，黑须发。多食利小

便，去五痔。捣和胡粉，拔白须发，内孔中，则生黑毛。烧存性，和松脂研，敷瘰疬疮。

食之令人能食，通润血脉，骨肉细腻。

治损伤、石淋。同破故纸蜜丸服，补下焦。

补气养血，润燥化痰，益命门，利三焦，温肺润肠，治虚寒喘嗽，腰脚重痛，心腹疝痛，血痢肠风，散肿毒，发痘疮，制铜毒。

▷油胡桃

【气味】辛，热，有毒。

【主治】杀虫攻毒，治痈肿、疠风、疥癣、杨梅、白秃诸疮，润须发。

【发明】时珍曰：三焦者，元气之别使。命门者，三焦之本原。盖一原一委也。命门指所居之腑而名，为藏精系胞之物。三焦指分治之部而名，为出纳腐熟之司。盖一以体名，一以用名。其体非脂非肉，白膜裹之，在七节之旁，两肾之间。二系着脊，下通二肾，上通心肺，贯属于脑。为生命之原，相火之主，精气之腑。人物皆有之，生人生物，皆由此出。《灵枢·本脏论》已著其厚薄缓结之状。而扁鹊《难经》不知原委体用之分，以右肾为命门，谓三焦有名无状。而高阳生伪撰《脉诀》，承其谬说，以误后人。至朱肱《南阳活人书》、陈言《三因方论》、戴起宗《脉诀刊误》，始著说辟之，而知之者尚鲜。胡桃仁颇类其状，而外皮水汁皆青黑。故能入北方，通命门，利三焦，益气养血，与破故纸同为补下焦肾命之药。夫命门气与肾通，藏精血而恶燥。若肾、命不燥，精气内充，则饮食自健，肌肤光泽，肠腑润而血脉通。此胡桃佐补药，有令人肥健能食、润肌黑发固精、治燥调血之功也。命门既通则三焦利，故上通于肺而虚寒喘嗽者宜之，下通于肾而腰脚虚痛者宜之，内而心腹诸痛可止，外而疮肿之毒可散矣。洪氏《夷坚志》止言胡桃治痰嗽能敛肺，盖不知其为命门三焦之药也。油胡桃有毒，伤人咽肺，而疮科取之，用其毒也。胡桃制铜，此又物理之不可晓者。洪迈云：迈有痰疾，因晚对，上遣使谕令以胡桃肉三颗，生姜三片，卧时嚼服，即饮汤两三呷，又再嚼桃、姜如前数，即静卧，必愈。迈还玉堂，如旨服之，及旦而痰消嗽止。又溧阳洪辑幼子，病痰喘，凡五昼夜不乳食。医以危告。其妻夜梦观音授方，令服人参胡桃汤。辑急取新罗人参寸许，胡桃肉一枚，煎汤一蚬壳许，灌之，喘即定。明日以汤剥去胡桃皮用之，喘复作。仍连皮用，信宿而瘳。此方不载书册，盖人参定喘，胡桃连皮能敛肺故也。

【附方】服胡桃法：诜曰：凡服胡桃不得并食，须渐

渐食之。初日服一颗，每五日加一颗，至二十颗止，周而复始。常服令人能食，骨肉细腻光润，须发黑泽，血脉通润，养一切老痔。

小便频数：胡桃煨熟，卧时嚼之，温酒下。

痰喘咳嗽：方见发明。

老人喘嗽气促，睡卧不得，服此立定：胡桃肉（去皮）、杏仁（去皮尖）、生姜各一两，研膏，入炼蜜少许和，丸弹子大。每卧时嚼一丸，姜汤下。

产后气喘：胡桃肉、人参各二钱，水一盏，煎七分，顿服。

食物醋心：胡桃烂嚼，以生姜汤下，立止。

揩齿乌须：胡桃仁（烧过）、贝母各等分，为散，日用之。

赤痢不止：胡桃仁、枳壳各七个，皂角（不蛀者）一挺，新瓦上烧存性，研为细末，分作八服。每临卧时一服，二更一服，五更一服，荆芥茶下。

疔疮恶肿：胡桃一个平破，取仁嚼烂，安壳内，合在疮上，频换甚效。

痘疮倒陷：胡桃肉一枚烧存性，干胭脂半钱，研匀，胡荽煎酒调服。

小儿头疮久不愈：胡桃和皮，灯上烧存性，碗盖出火毒，入轻粉少许，生油调涂，一二次愈。

伤耳成疮：出汁者。用胡桃杵取油纳入。

压扑伤损：胡桃仁捣，和温酒顿服便瘥。

疥疮瘙痒：油核桃一个，雄黄一钱，艾叶（杵熟）一钱，捣匀绵包，夜卧裹阴囊，历效。勿洗。

▷胡桃青皮

【气味】苦，涩，无毒。

【主治】染髭及帛，皆黑。

《志》曰：仙方取青皮压油，和詹糖香，涂毛发，色如漆也。

【附方】乌髭发：胡桃皮、蝌蚪等分，捣泥涂之，一染即黑。《总录》：用青胡桃三枚，和皮捣细，入乳汁三盏，

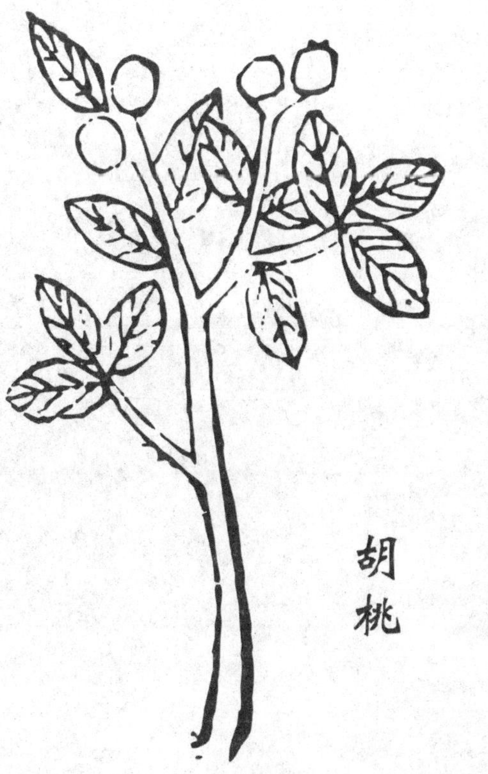

胡桃

于银石器内调匀，搽须发三五次，每日用胡桃油润之，良。

疬疡风：青胡桃皮捣泥，入酱清少许、硇砂少许令匀。先以泔洗，后敷之。

白癜风：青胡桃皮一个，硫黄一皂子大，研匀。日日掺之，取效。

嵌甲：胡桃皮，烧灰贴。

▷皮

【主治】止水痢。春月斫皮汁，沐头至黑。煎水，可染褐。

【附方】染须发：胡桃根皮一秤，莲子草十斤，切，以瓮盛之，入水五斗，浸一月去滓，熬至五升，入芸薹子油一斗，慢火煎取五升收之。凡用，先以炭灰汁洗，用油涂之，外以牛柿叶包住，绢裹一夜洗去，用七日即黑也。

榛

【释名】亲。

时珍曰：案：罗氏《尔雅》翼云：《礼记》郑玄注云：关中甚多此果。关中，秦地也。榛之从秦，盖取此意。《左传》云：女贽不过榛、栗、枣、脩，以告虔也。则榛有臻至之义，以其名告己之虔也。古作亲，从辛，从木。俗作莘，误矣。亲音诜。

【集解】时珍曰：榛树低小如荆，丛生。冬末开花如栎花，成条下垂，长二三寸。二月生叶如初生樱桃叶，多皱文而有细齿及尖。其实作苞，三五相粘，一苞一实。实如栎实，下壮上锐，生青熟褐，其壳厚而坚，其仁白而圆，大如杏仁，亦有皮尖。然多空者，故谚云十榛九空。按：陆玑《诗疏》云：榛有两种：一种大小枝叶皮树皆如栗，而子小，形如橡子，味亦如栗，枝茎可以为烛，诗所谓『树之榛、栗』者也；一种高丈余，枝叶如木蓼，子作胡桃味，辽、代、上党甚多，久留亦易油坏者也。

▷仁

【气味】甘，平，无毒。

【主治】益气力，实肠胃，令人不饥、健行。

荔枝

【释名】离枝、丹荔。

颂曰：按：朱应《扶南记》云：此木结实时，枝弱而蒂牢，不可摘取，必以刀斧劙取其枝，故以为名。劙与劦同。

时珍曰：司马相如《上林赋》作离支。按：白居易云：

若离本枝，一日色变，三日味变。则离支之名，又或取此义也。

【集解】时珍曰：荔枝炎方之果，性最畏寒，易种而根浮。其木甚耐久，有经数百年犹结实者。其实生时肉白，干时肉红。日晒火烘，卤浸蜜煎，皆可致远。成朵晒干者谓之荔锦。按：白居易《荔枝图序》云：荔枝生巴、峡间。树形团团如帷盖，叶如冬青。花如橘而春荣，实如丹而夏熟。朵如蒲桃，核如枇杷。壳如红缯，膜如紫绡。瓤肉洁白如冰雪，浆液甘酸如醴酪。大略如彼，其实过之。若离本枝，一日而色变，二日而香变，三日而味变，四五日外，色香味尽去矣。又蔡襄《荔枝谱》云：广、蜀所出，早熟而肉薄，味甘酸，不及闽中下等者。闽中惟四郡有之，福州最多，兴化最奇，泉、漳次之。福州延亘原野，一家甚至万株。兴化上品，大径寸余，香气清远，色紫壳薄，瓤厚膜红，核如丁香母。剥之如水精，食之如绛雪。荔枝以甘为味，虽百千树莫有同者，过甘与淡，皆失于中。若夫厚皮尖斜，肌理黄色，附核而赤，食之有渣，食已而涩，虽无酢味，亦自下等矣。最忌麝香，触之花、实尽落也。又洪迈《夷坚志》云：莆田荔枝名品，皆出天成，虽以其核种之，亦失本体，形状百出，不可以理求也。沈括《笔谈》谓焦核荔枝，乃土人去其大根，燔焦种成者，大不然也。

▷实

【气味】甘，平，无毒。

【主治】止渴，益人颜色。

食之止烦渴，头重心躁，背膊劳闷。

通神，益智，健气。

治瘰疬瘤赘，赤肿疔肿，发小儿痘疮。

【发明】震亨曰：荔枝属阳，主散无形质之滞气，故瘤赘赤肿者用之。苟不明此，虽用之无应。

【附方】痘疮不发：荔枝肉浸酒饮，并食之。忌生冷。

疔疮恶肿：《普济方》：用荔枝五个或三个，不用双数，以狗粪中米淘净为末，与糯米粥同研成膏，摊纸上贴之。留一孔出毒气。《济生秘览》：用荔枝肉、白梅各三个，捣作饼子。贴于疮上，根即出也。

风牙疼痛：《普济》：用荔枝连壳烧存性，研末，擦牙即止。乃治诸药不效仙方也。《孙氏集效方》：用大荔枝一个，剔开填盐满壳，煅研，搽之即愈。

呃逆不止：荔枝七个，连皮核烧存性，为末。白汤调下，立止。

▷核

【气味】甘，温，涩，无毒。

【主治】心痛、小肠气痛，以一枚煨存性，研末，新酒调服。

治癫疝气痛，妇人血气刺痛。

【发明】时珍曰：荔枝核入厥阴，行散滞气，其实双结而核肖睾丸，故其治疝卵肿，有述类象形之义。

【附方】脾痛不止：荔枝核为末，醋服二钱。数服即愈。

妇人血气刺痛：用荔枝核烧存性半两，香附子炒一两，为末。每服二钱，盐汤、米饮任下。名蠲痛散。

肾肿如斗：荔枝核、青橘皮、茴香等分，各炒研。酒服二钱，日三。

▷壳

【主治】痘疮出不爽快，煎汤饮之。又解荔枝热，浸水饮。

【附方】赤白痢：荔枝壳、橡斗壳（炒）、石榴皮（炒）、甘草（炙）各等分。每以半两，水一盏半，煎七分，温服，日二服。

▷花及皮根

【主治】喉痹肿痛，用水煮汁，细细含咽，取瘥止。

龙眼

【校正】自木部移入此。

【释名】龙目、圆眼、益智、亚荔枝、荔枝奴、骊珠、燕卵、蜜脾、鲛泪、川弹子。

时珍曰：龙眼、龙目，象形也。《吴普本草》谓之龙目，又曰比目。曹宪《博雅》谓之益智。

弘景曰：广州有龙眼，非益智也，恐彼人别名耳。

【集解】《别录》曰：龙眼生南海山谷。一名益智。其大者似槟榔。

时珍曰：龙眼正圆，《别录》、苏恭比之槟榔，殊不类也。其木性畏寒，白露后方可采摘，晒焙令干，成朵干者名龙眼锦。按：范成大《桂海志》有山龙眼，出广中，色青，肉如龙眼，夏月实熟可啖，此亦龙眼之野生者欤？

▷实

【气味】甘，平，无毒。

恭曰：甘、酸，温。

李廷飞曰：生者沸汤瀹过食，不动脾。

【主治】五脏邪气，安志厌食。除蛊毒，去三虫。久服强魂聪明，轻身不老，通神明。

开胃益脾，补虚长智。

【发明】时珍曰：食品以荔枝为贵，而资益则龙眼为良。盖荔枝性热，而龙眼性和平也。严用和《济生方》：治思虑劳伤心脾有归脾汤，取甘味归脾、能益人智之义。

【附方】归脾汤：治思虑过度，劳伤心脾，健忘怔忡，虚烦不眠，自汗惊悸。用龙眼肉、酸枣仁（炒）、黄耆（炙）、白术（焙）、茯神各一两，木香半两，炙甘草二钱半，㕮咀。每服五钱，姜三片，枣一枚，水二钟，煎一钟，温服。

▷核

【主治】胡臭。六枚，同胡椒二七枚研，遇汗出即擦之。

橄榄

【释名】青果、忠果、谏果。

时珍曰：橄榄名义未详。此果虽熟，其色亦青，故俗呼青果。其有色黄者不堪，病物也。王祯云：其味苦涩，久之方回甘味。王元之作诗，比之忠言逆耳，世乱乃思之，故人名为谏果。

【集解】《志》曰：橄榄生岭南。树似木槵子树而高，端直可爱。结子形如生诃子，无棱瓣，八月、九月采之。又有一种波斯橄榄，生邕州。色类相似，但核作两瓣，蜜渍食之。

时珍曰：橄榄树高，将熟时以木钉钉之，或纳盐少许于皮内，其实一夕自落，亦物理之妙也。其子生食甚佳，蜜渍、盐藏皆可致远。其木脂状如黑胶者，土人采取，爇之清烈，谓之榄香。杂以牛皮胶者，即不佳矣。又有绿榄，色绿。乌榄，色青黑，肉烂而甘。取肉捶碎干放，自有霜如白盐，谓之榄酱。青榄核内仁干小。惟乌榄仁最肥大，有纹层叠如海螵蛸状，而味甘美，谓之榄仁。又有一种方榄，出广西两江峒中，似橄榄而有三角或四角，即是波斯橄榄之类也。

▷实

【气味】酸、甘，温，无毒。

时珍曰：橄榄盐过则不苦涩，同栗子食甚香。按：《延寿书》云：凡食橄榄必去两头，其性热也。过白露摘食，庶不病痁。

【主治】生食、煮饮，并消酒毒。解鯸鲐鱼毒。嚼汁咽之，治鱼鲠。生啖、煮汁，能解诸毒。开胃下气，止泻。生津液，止烦渴，治咽喉痛。咀嚼咽汁，能解一切鱼、鳖毒。

【发明】时珍曰：按：《名医录》云：吴江一富人，食鳜鱼被鲠，横在胸中，不上不下，痛声动邻里，半月余几死。忽遇渔人张九，令取橄榄与食。时无此果，以核研末，急流水调服，骨遂下而愈。张九云：我父老相传，橄榄木作取鱼棹篦，鱼触着即浮出，所以知鱼畏橄榄也。今人煮河豚、团鱼，皆用橄榄，乃知橄榄能治一切鱼、鳖之毒也。

【附方】初生胎毒：小儿落地时，用橄榄一个烧研，朱砂末五分和匀，嚼生脂麻一口，吐唾和药，绢包如枣核大，安儿口中，待咂一个时顷，方可与乳。此药取下肠胃秽毒，令儿少疾，及出痘稀少也。

唇裂生疮：橄榄炒研，猪脂和涂之。

牙齿风疳，脓血有虫：用橄榄烧研，入麝香少许，贴之。

▷榄仁

【气味】甘，平，无毒。

【主治】唇吻燥痛，研烂敷之。

▷核

【气味】甘，涩，温，无毒。

【主治】磨汁服，治诸鱼骨鲠，及食鲙成积，又治小儿痘疮倒靥。烧研服之，治下血。

【附方】肠风下血：橄榄核，灯上烧存性，研末。每服二钱，陈米饮调下。

阴肾癞肿：橄榄核、荔枝核、山楂核等分，烧存性，研末。每服二钱，空心茴香汤调下。

耳足冻疮：橄榄核烧研，油调涂之。

槟榔

【校正】自木部移入此。

【释名】宾门、仁频、洗瘴丹。

时珍曰：宾与郎皆贵客之称。稽含《南方草木状》言：交广人凡贵胜族客，必先呈此果。若邂逅不设用，相嫌恨。则槟榔名义，盖取于此。雷敩《炮炙论》谓尖者为槟，圆者为榔，亦似强说。又颜师古注《上林赋》云：仁频即槟榔也。

诜曰：闽中呼为橄榄子。

【集解】《别录》曰：槟榔生南海。

恭曰：生交州、爱州及昆仑。

时珍曰：槟榔树初生若笋竿积硬，引茎直上。茎干颇似桄榔、椰子而有节，旁无枝柯，条从心生。端顶有叶如甘蕉，条派开破，风至则如羽扇扫天之状。三月叶中肿起一房，因自拆裂，出穗凡数百颗，大如桃李。又生刺重累于下，以护卫其实。五月成熟，剥去其皮，煮其肉而干之。皮皆筋丝，与大腹皮同也。按：汉喻益期与韩康伯笺云：槟榔，子既非常，木亦特异。大者三围，高者九丈。叶

从树端，房结叶下。华秀房中，子结房外。其擢穗似黍，其缀实似谷。其皮似桐而厚，其节似竹而概。其内空，其外劲。其屈如伏虹，其申如绝绳。本不大，末不小。上不倾，下不斜。调直亭亭，千百如一。步其林则寥朗，庇其阴则萧条。信可长吟远想。但性不耐霜，不得北植。必当遐树海南，辽然万里。弗遇长者之目，令人恨深也。又《竺法真罗山疏》云：山槟榔一名蒳子，生日南，树似栟榈而小，与槟榔同状。一丛十余干，一干十余房，一房数百子。子长寸余，五月采之，味近苦甘。观此，则山槟榔即蒳子，猪槟榔即大腹子也。苏颂以味甘者为山槟榔，涩者为猪槟榔，似欠分明。

▷槟榔子

【修治】时珍曰：近时方药亦有以火煨焙用者。然初生白槟榔，须本境可得。若他处者，必经煮熏，安得生者耶？又槟榔生食，必以扶留藤、古贲灰为使，相合嚼之，吐去红水一口，乃滑美不涩，下气消食。此三物相去甚远，为物各异，而相成相合如此，亦为异矣。俗谓『槟榔为命赖扶留』以此。古贲灰即蛎蚌灰也。贲乃蚌字之讹。瓦屋子灰亦可用。

【气味】苦、辛、温、涩，无毒。

甄权曰：味甘，大寒。

大明曰：味涩。

弘景曰：交州者味甘，广州者味涩。

元素曰：味辛而苦，纯阳也。无毒。

诜曰：多食亦发热。

【主治】消谷逐水，除痰澼，杀三虫、伏尸，寸白。

治腹胀，生捣末服，利水谷道。敷疮，生肌肉止痛。烧灰，敷口吻白疮。

宣利五脏六腑壅滞，破胸中气，下水肿，治心痛积聚。

除一切风，下一切气，通关节，利九窍，补五劳七伤，健脾调中，除烦，破症结。

治冲脉为病，气逆里急。

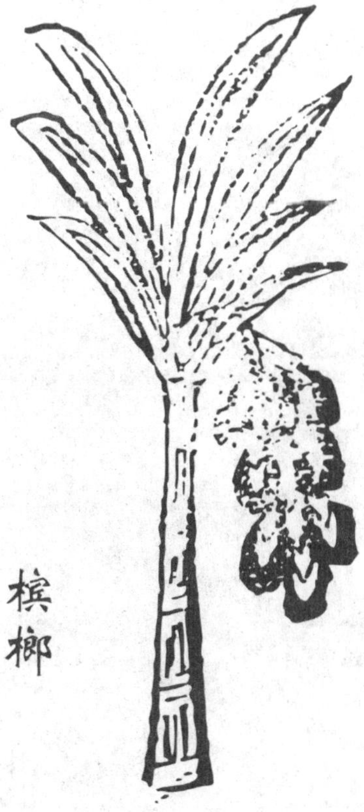

槟榔

本草纲目

治泄痢后重，心腹诸痛，大小便气秘，痰气喘急，疗诸疟，御瘴疠。

【发明】元素曰：槟榔味厚气轻，沉而降，阴中阳也。苦以破滞，辛以散邪，泄胸中至高之气，使之下行，性如铁石之沉重，能坠诸药至于下极，故治诸气、后重如神也。

【附方】痰涎为害：槟榔为末，白汤每服一钱。

呕吐痰水：白槟榔一颗（烘热），橘皮二钱半（炙），为末。水一盏，煎半盏，温服。

醋心吐水：槟榔四两，橘皮一两，为末。每服方寸匕，空心生蜜汤调下。

诸虫在脏久不瘥者：槟榔半两炮，为末。每服二钱，以葱、蜜煎汤调服一钱。

金疮恶心：白槟榔四两，橘皮一两，为末。每空心生蜜汤服二钱。

小儿头疮：水磨槟榔，晒取粉，和生油涂之。

椰子

【校正】自木部移入此。

【释名】越王头、胥余。

时珍曰：按：稽含《南方草木状》云：相传林邑王与越王有怨，使刺客乘其醉，取其首，悬于树，化为椰子，其核犹有两眼，故俗谓之越王头，而其浆犹如酒也。此说虽谬，而俗传以为口实。南人称其君长为爷，则椰名盖取于爷义也。相如《上林赋》作胥余，或作胥耶。

【集解】《志》曰：椰子生安南，树如棕榈，子中有浆，饮之得醉。

时珍曰：椰子乃果中之大者。其树初栽时，用盐置根下则易发。木至斗大方结实，大者三四围，高五六丈，木似桄榔、槟榔之属，通身无枝。其叶在木顶，长四五尺，直耸指天，状如棕榈，势如凤尾。二月着花成穗，出于叶间，长二三尺，大如五斗器。仍连着实，一穗数枚，小者如栝蒌，大者如寒瓜，长七八寸，径四五寸，悬着树端。六七月熟，有粗皮包之。皮内有核，圆而黑润，甚坚硬，厚二三分。壳内有白肉瓤如凝雪，味甘美如牛乳。瓤肉空处，有浆数合，钻蒂倾出，清美如酒。若久者，则混浊不佳矣。其壳磨光，有斑缬点纹，横破之可作壶爵，纵破之可作瓢杓也。又《唐史》言番人以其花造酒，饮之亦醉也。类书有青田核、树头酒、严树酒，皆椰酒、椰花之类。

▷椰子瓤

【气味】甘，平，无毒。

【主治】益气。

治风。

食之不饥，令人面泽。

▷椰子浆

【气味】甘，温，无毒。

珣曰：多食，冷而动气。

时珍曰：其性热，故饮之者多昏如醉状。《异物志》云：食其肉则不饥，饮其浆则增渴。

【主治】止消渴。涂头，益发令黑。

治吐血水肿，去风热。

【发明】震亨曰：椰子生海南极热之地，土人赖此解夏月毒渴，天之生物，各因其材也。

▷椰子皮

【修治】颂曰：不拘时月采其根皮，入药炙用。一云：其实皮亦可用。

【气味】苦，平，无毒。

【主治】止血，疗鼻衄，吐逆霍乱，煮汁饮之。

治卒心痛，烧存性，研，以新汲水服一钱，极验。

▷壳

【主治】杨梅疮筋骨痛。烧存性，临时炒热，以滚酒泡服二三钱，暖覆取汗，其痛即止，神验。

胡椒

【校正】自木部移入此。

【释名】昧履支。

时珍曰：胡椒，因其辛辣似椒，故得椒名，实非椒也。

【集解】恭曰：胡椒生西戎。形如鼠李子，调食用之，味甚辛辣。

时珍曰：胡椒，今南番诸国及交趾、滇南、海南诸地皆有之。蔓生附树及作棚引之。叶如扁豆、山药辈。正月开黄白花，结椒累累，缠藤而生，状如梧桐子，亦无核，生青熟红，青者更辣。四月熟，五月采收，曝干乃皱。今遍中国食品，为日用之物也。

▷实

【气味】辛，大温，无毒。

时珍曰：辛热纯阳，走气助火，昏目发疮。

【主治】下气温中去痰，除脏腑中风冷。

去胃口虚冷气，宿食不消，霍乱气逆，心腹猝痛，冷气上冲。

调五脏，壮肾气，治冷痢，杀一切鱼、肉、鳖、蕈毒。

去胃寒吐水，大肠寒滑。

暖肠胃，除寒湿，反胃虚胀，冷积阴毒，牙齿浮热作痛。

【发明】时珍曰：胡椒大辛热，纯阳之物，肠胃寒湿者宜之。热病人食之，动火伤气，阴受其害。时珍自少嗜之，岁岁病目，而不疑及也。后渐知其弊，遂痛绝之，目病亦止。才食一二粒，即便昏涩。此乃昔人所未试者。盖辛走气，热助火，此物气味俱厚故也。病咽喉口齿者，亦宜忌之。近医每以绿豆同用，治病有效。盖豆寒椒热，阴阳配合得宜，且以豆制椒毒也。按：张从正《儒门事亲》云：噎膈之病，或因酒得，或因气得，或因胃火。医氏不察，火里烧姜，汤中煮桂；丁香未已，豆蔻继之；荜茇未已，胡椒继之。虽曰和胃，胃本不寒；虽曰补胃，胃本不虚。况三阳既结，食必上潮，只宜汤丸小小润之可也。时珍窃谓此说虽是，然亦有食入反出、无火之证，又有痰气郁结、得辛热暂开之证，不可执一也。

【附方】心腹冷痛：胡椒三七枚，清酒吞之，或云一岁一粒。

夏月冷泻及霍乱：用胡椒碾末，饭丸梧子大。每米饮下四十丸。

赤白下痢：胡椒、绿豆各一岁一粒，为末，糊丸梧子大。红用生姜，白用米汤下。

大小便闭，关格不通，胀闷二三日则杀人：胡椒二十一粒，打碎，水一盏，煎六分，去滓，入芒硝半两，煎化服。

惊风内钓：胡椒、木鳖子仁等分，为末，醋调黑豆末，和杵，丸绿豆大。每服三四十丸，荆芥汤下。

发散寒邪：胡椒、丁香各七粒，碾碎，以葱白捣膏和，涂两手心，合掌握定，夹于大腿内侧，温覆取汗则愈。

伤寒咳逆，日夜不止，寒气攻胃也：胡椒三十粒打碎，麝香半钱，酒一钟，煎半钟，热服。

沙石淋痛：胡椒、朴硝等分，为末。每服用二钱，白汤下，日二。名二拗散。

菜部

韭

【释名】草钟乳、起阳草。

时珍曰：韭之茎名韭白，根名韭黄，花名韭菁。《礼记》谓韭为丰本，言其美在根也。薤之美在白，韭之美在黄，黄乃未出土者。

【气味】辛、微酸，温，涩，无毒。

时珍曰：生：辛、涩。熟：甘、酸。

大明曰：热。

【主治】归心，安五脏，除胃中热，利病患，可久食。

煮食，充肺气，除心腹痼冷痃癖。捣汁服，治肥白人中风失音。

煮食，归肾壮阳，止泄精，暖腰膝。

炸熟，以盐、醋空心吃十顿，治胸膈噎气。捣汁服，治胸痹刺痛如锥，即吐出胸中恶血甚验。又灌初生小儿，吐去恶水恶血，永无诸病。

主吐血唾血，衄血尿血，妇人经脉逆行，打扑伤损及膈噎病。捣汁澄清，和童尿饮之，能消散胃脘淤血，甚效。

饮生汁，主上气喘息欲绝，解肉脯毒。煮汁饮，止消渴盗汗。熏产妇血运，洗肠痔脱肛。

【发明】思邈曰：韭味酸，肝病宜食之，大益人心。

时珍曰：韭，叶热根温，功用相同。生则辛而散血，熟则甘而补中。入足厥阴经，乃肝之菜也。《素问》言心病宜食韭，《食鉴本草》言归肾，文虽异而理则相贯。盖心乃肝之子，肾乃肝之母，母能令子实，虚则补其母也。道家目为五荤之一，谓其能昏人神而动虚阳也。有一贫叟病噎膈，食入即吐，胸中刺痛。或令取韭汁，入盐、梅、卤汁少许，细呷，得入渐加，忽吐稠涎数升而愈。此亦仲景治胸痹用薤白，皆取其辛温能散胃脘痰饮恶血之义也。

【附方】卧忽不寤，勿以火照之，但痛啮拇指甲际而唾其面则活：取韭捣汁吹入鼻中。冬月则用韭根。

喘息欲绝：韭汁饮一升，效。

夜出盗汗：韭根四十九根，水二升，煮一升，顿服。

喉肿难食：韭一把，捣熬敷之。冷即易。

水谷痢疾：韭叶作羹、粥、炸、炒，任食之，良。

小儿胎毒：仿生时，以韭汁少许灌之，即吐出恶水恶血，永无诸疾。

小儿腹胀：韭根捣汁，和猪脂煎服一合。间日一服，取愈。

小儿患黄：韭根捣汁，日滴鼻中，取黄水取效。

痘疮不发：韭根煎汤服之。

赤白带下：韭根捣汁，和童尿露一夜，空心温服取效。

金疮出血：韭汁和风化石灰日干。每用为末敷之，效。

▷韭子

【修治】大明曰：入药拣净，蒸熟曝干，簸去黑皮，炒黄用。

【气味】辛、甘，温，无毒。

时珍曰：阳也。伏石钟乳、乳香。

【主治】梦中泄精，溺血。

暖腰膝，治鬼交，甚效。

补肝及命门，治小便频数，遗尿，女人白淫、白带。

【发明】时珍曰：棘刺丸方见《外台秘要》，治诸劳泄，小便数，药多不录。案：《梅师方》：治遗精。用韭子五合，白龙骨一两，为末，空心酒服方寸匕。《千金方》：治梦遗，小便数。用韭子二两，桑螵蛸一两，微炒研末，每旦酒服二钱。《三因方》：治下元虚冷，小便不禁，或成白浊，有家韭子丸。盖韭乃肝之菜，入足厥阴经。肾主闭藏，肝主疏泄。《素问》曰：足厥阴病则遗尿。思想无穷，入房太甚，发为筋痿，及为白淫。男随溲而下，女子绵绵而下。韭子之治遗精漏泄、小便频数、女人带下者，能入厥阴，补下焦肝及命门之不足。命门者藏精之府，故同治云。

【附方】虚劳溺精：用新韭子二升，好酒八合渍一宿。以晴明日，童子向南捣一万杵。平旦温酒服方寸匕，日再服之。

梦泄遗尿：韭子二升，稻米三升，水一斗七升，煮粥取汁六升，分三服。

烟熏虫牙：用瓦片煅红，安韭子数粒，清油数点，待烟起，以筒吸引至痛处。良久以温水漱，吐有小虫出为效。未尽再熏。

葱

【释名】芤、菜伯、和事草、鹿胎。

时珍曰：葱从囱。外直中空，有囱通之象也。芤者，草中有孔也，故字从孔，芤脉象之。葱初生曰葱针，叶曰葱青，衣曰葱袍，茎曰葱白，叶中涕曰葱苒。诸物皆宜，故云菜伯、和事。

▷葱茎白

【气味】辛，平。叶：温。根须：平。并无毒。

思邈曰：正月食生葱，令人面上起游风。生葱同蜜食，作下利。烧葱同蜜食，壅气杀人。

张仲景曰：生葱合枣食，令人病；合犬、雉肉食，多令人病血。

时珍曰：服地黄、常山人，忌食葱。

【主治】作汤，治伤寒寒热，中风面目浮肿，能出汗。

伤寒骨肉碎痛，喉痹不通，安胎，归目益目睛，除肝中邪气，安中利五脏，杀百药毒。根：治伤寒头痛。

主天行时疾，头痛热狂，霍乱转筋，及奔豚气、脚气，心腹痛，目眩，止心迷闷。

通关节，止衄血，利大小便。

治阳明下痢、下血。

达表和里，止血。

除风湿，身痛麻痹，虫积心痛，止大人阳脱，阴毒腹痛，小儿盘肠内钓，妇人妊娠溺血，通乳汁，散乳痈，利耳鸣，涂猘犬伤，制蚯蚓毒。

杀一切鱼、肉毒。

【发明】时珍曰：葱乃释家五荤之一。生辛散，熟甘温，外实中空，肺之菜也。肺病宜食之。肺主气，外应皮毛，其合阳明。故所治之症多属太阴、阳明，皆取其发散通气之功，通气故能解毒及理血病。气者血之帅也，气通则血活矣。金疮磕损，折伤血出，疼痛不止者，王璆《百一选方》，用葱白、砂糖等分研封之。云痛立止，更无痕瘢也。葱叶亦可用。又葱管吹盐入玉茎内，治小便不通及转脬危急者，极有捷效。余常用治数人得验。

【附方】感冒风寒初起：即用葱白一握，淡豆豉半合，泡汤服之，取汗。

伤寒头痛如破者：连须葱白半斤，生姜二两，水煮温服。

时疾头痛，发热者：以连根葱白二十根，和米煮粥，入醋少许，热食取汗即解。

六月孕动，困笃难救者：葱白一大握，水三升，煎一升，去滓顿服。

胎动下血，腰痛抢心：用葱白煮浓汁饮之。未死即安，已死即出。未效再服。一方：加川芎。一方：用银器同米煮粥及羹食。

小便闭胀，不治杀人：葱白三斤，锉炒帕盛，二个更互熨小腹，气透即通也。

解金银毒：葱白煮汁饮之。

脑破骨折：蜜和葱白捣匀，浓封立效。

自缢垂死：葱心刺耳，鼻中有血出，即苏。

▷叶

【主治】煨研，敷金疮水入皲肿。盐研，敷蛇、虫伤及中射工、溪毒。

主水病足肿。

利五脏，益目精，发黄疸。

【发明】时珍曰：按：张氏《经验方》云：金创折伤

血出，用葱白连叶煨热，或锅烙炒热，捣烂敷之，冷即再易。石城尉戴尧臣，试马损大指，血出淋漓。余用此方，再易而痛止。翌日洗面，不见痕迹。宋推官、鲍县尹皆得此方，每有杀伤气未绝者，亟令用此，活人甚众。又凡人头目重闷疼痛，时珍每用葱叶插入鼻内二三寸并耳内，气通即便清爽也。

【附方】水病足肿：葱茎叶煮汤渍之，日三五次妙。

小便不通：葱白连叶捣烂，入蜜，合外肾上，即通。

疮伤风水肿疼：取葱青叶和干姜、黄檗等分，煮汤浸洗，立愈。

蜘蛛咬疮，遍身生疮：青葱叶一茎去尖，入蚯蚓一条在内，待化成水，取点咬处即愈。

代指毒痛：取萎黄葱叶煮汁，热渍之。

▷汁

【气味】辛，温，滑，无毒。

【主治】溺血，饮之。解藜芦及桂毒。

散淤血，止衄止痛，治头痛耳聋，消痔漏，解众药毒。

能消玉为水，化五石，仙方所用。

【发明】时珍曰：葱汁即葱涕，功同葱白。古方多用葱涎丸药，亦取其通散上焦风气也。《胜金方》：取汁入酒少许滴鼻中，治衄血不止，云即觉血从脑散下也。又唐瑶《经验方》以葱汁和蜜少许服之，亦佳。云邻媪用此甚效，老仆试之亦验。二物同食害人，何以能治此疾？恐人脾胃不同，非甚急不可轻试也。

【附方】金疮出血不止：取葱炙热，挼汁涂之即止。

火焰丹毒，从头起者：生葱汁涂之。

痔瘘作痛：葱涎、白蜜和涂之，先以木鳖子煎汤熏洗，其冷如冰即效。一人苦此，早间用之，午刻即安也。

解钩吻毒，面青口噤欲死：以葱涕啖之，即解。

▷须

【主治】通气。

疗饱食房劳，血渗入大肠，便血肠澼成痔，晒干，研末，每服二钱，温酒下。

【附方】喉中肿塞，气不通者：葱须阴干为末，每用二钱，入蒲州胆矾末一钱，和匀。每用一字，吹之。

▷花

【主治】心脾痛如锥刀刺，腹胀。用一升，同吴茱萸一升，水八合，煎七合，去滓，分三服，立效。颂，出崔元亮方。

▷实

【气味】辛，大温，无毒。

【主治】明目，补中气不足。

温中益精。

宜肺，归头。

【附方】眼暗补中：葱子半斤为末，每取一匙，水二升，煎汤一升半，去滓，入米煮粥食之。亦可为末，蜜丸梧子大，食后米汤服一二十丸，日三服。

蒜

【释名】小蒜、茆蒜、荤菜。

【集解】《别录》曰：蒜，小蒜也。五月五日采之。

时珍曰：家蒜有二种：根茎俱小而瓣少，辣甚者，蒜也，小蒜也；根茎俱大而瓣多，辛而带甘者，葫也，大蒜也。按：孙炎《尔雅正义》云：帝登蒚山，遭莸芋毒，将死，得蒜啮食乃解，遂收植之，能杀腥膻虫鱼之毒。又孙愐《唐韵》云：张骞使西域，始得大蒜种归。据此则小蒜之种，自蒚移栽，从古已有。故《尔雅》以蒚为山蒜，所以别家蒜也。大蒜之种，自胡地移来，至汉始有。故《别录》以葫为大蒜，所以见中国之蒜小也。又王祯《农书》云：一种泽蒜，最易滋蔓，随劚随合。熟时采子，漫散种之。吴人调鼎多用此根作菹，更胜葱、韭也。按：此正《别录》所谓小蒜是也。其始自野泽移来，故有泽名，而寇氏误作宅字矣。诸家皆以野生山蒜、泽蒜解家莳之小蒜，皆失于详考。小蒜虽出于蒚，既经人力栽培，则性气不能不移。故不得不辨。

【气味】辛，温，有小毒。

思邈曰：无毒。三月勿久食，伤人志性。黄帝书云：同生鱼食，令人夺气，阴核疼。

【主治】归脾肾，主霍乱，腹中不安，消谷，理胃温中，除邪痹毒气。

主溪毒。

下气，治蛊毒，敷蛇、虫、沙虱疮。

恭曰：此蒜与胡葱相得。主恶蛓毒、山溪中沙虱、水毒，大效。山人、俚、獠时用之。涂疔肿甚良。

▷叶

【主治】心烦痛，解诸毒，小儿丹疹。

【发明】颂曰：古方多用小蒜治中冷霍乱，煮汁饮之。南齐褚澄治李道念鸡瘕，便瘥。

时珍曰：按：李延寿《南史》云：李道念病已五年。吴郡太守褚澄诊之。曰：非冷非热，当是食白瀹鸡子过多也。取蒜一升煮食，吐出一物涎裹，视之乃鸡雏，翅

足俱全。澄曰：未尽也。更吐之，凡十二枚而愈。或以『蒜』字作『苏』字者，误矣。范晔《后汉书》云：华佗见一人病噎，食不得下，令取饼店家蒜齑大酢二升饮之，立吐一蛇。病者悬蛇于车，造佗家，见壁北悬蛇数十，乃知其奇。又夏子益《奇疾方》云：人头面上有光，他人手近之如火炽者，此中蛊也。用蒜汁半两，和酒服之，当吐出如蛇状。观三书所载，则蒜乃吐蛊要药，而后人鲜有知者。

【附方】时气温病，初得头痛，壮热脉大：即以小蒜一升，杵汁三合，顿服。不过再作便愈。

霍乱胀满，不得吐下，名干霍乱：小蒜一升，水三升，煮一升，顿服。

霍乱转筋，入腹杀人：以小蒜、盐各一两，捣敷脐中，灸七壮，立止。

恶核肿结：小蒜、吴茱萸等分，捣敷即散。

五色丹毒无常，及发足踝者：杵蒜厚敷，频易。

小儿白秃，头上团团白色：以蒜切口揩之。

蛇蝎螫人：小蒜捣汁服，以滓敷之。

蜈蚣咬疮：嚼小蒜涂之，良。

蚰蜒入耳：小蒜洗净，捣汁滴之。未出再滴。

芥

【释名】芥菜。

时珍曰：按：王安石《字说》云：芥者，界也。发汗散气，界我者也。王祯《农书》云：其气味辛烈，菜中之介然者，食之有刚介之象，故字从介。

【集解】弘景曰：芥似菘而有毛，味辣，可生食及作菹。其子可以藏冬瓜。又有莨，作菹甚辣。

时珍曰：芥有数种：青芥，又名刺芥，似白菘，有柔毛。有大芥，亦名皱叶芥，大叶皱纹，色尤深绿，味更辛辣。二芥宜入药用。有马芥，叶如青芥。有花芥，叶多缺

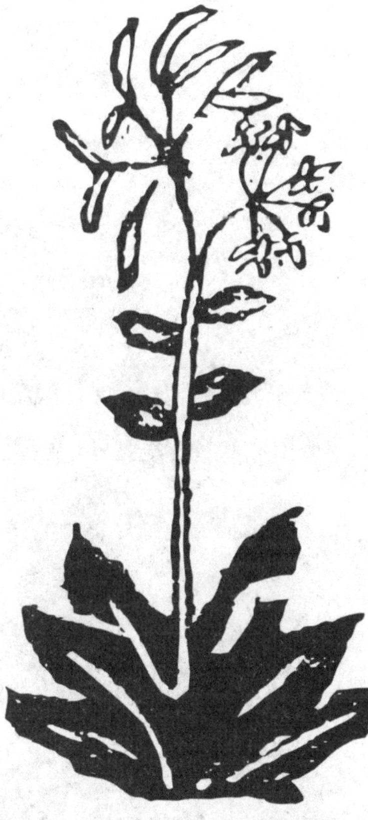

芥

刻，如萝卜缨。有紫芥，茎叶皆紫如苏。有石芥，低小。皆以八九月下种。冬月食者，俗呼腊菜；春月食者，俗呼春菜；四月食者，谓之夏芥。芥心嫩薹，谓之芥蓝，瀹食脆美。其花三月开，黄色四出。结荚一二寸。子大如苏子，而色紫味辛，研末泡过为芥酱，以侑肉食，辛香可爱。刘恂《岭南异物志》云：南土芥高五六尺，子大如鸡子。此又芥之异者也。

▷茎叶

【气味】辛，温，无毒。

诜曰：煮食动气与风，生食发丹石，不可多食。大叶者良，细叶有毛者害人。

思邈曰：同兔肉食，成恶邪病。同鲫鱼食，发水肿。

【主治】归鼻，除肾经邪气，利九窍，明耳目，安中。久食温中。

止咳嗽上气，除冷气。

主咳逆下气，去头面风。

通肺豁痰，利膈开胃。

【发明】时珍曰：芥性辛热而散，故能通肺开胃，利气豁痰。久食则积温成热，辛散太盛，耗人真元，肝木受病，昏人眼目，发人疮痔；而《别录》谓其能明耳目者，盖知暂时之快，而不知积久之害也。《素问》云：辛走气，气病无多食辛。多则肉胝而唇褰。此类是矣。陆佃云：望梅生津，食芥堕泪，五液之自外至也。慕而涎垂，愧而汗出，五液之自内生也。

【附方】牙龈肿烂，出臭水者：芥菜秆烧存性，研末，频敷之，即愈。

飞丝入目：青菜汁点之如神。

膝疮瘙痒：芥菜煎汤，洗之。

痔疮肿痛：芥叶捣饼，频坐之。

▷子

【气味】辛，热，无毒。

时珍曰：多食昏目动火，泄气伤精。

【主治】归鼻，去一切邪恶疰气，喉痹。

疰气发无常处，及射工毒，丸服之，或捣末醋和涂之，随手有验。

研末作酱食，香美，通利五脏。

研末水调，涂顶囟，止衄血。

温中散寒，豁痰利窍，治胃寒吐食，肺寒咳嗽，风冷气痛，口噤唇紧，消散痈肿瘀血。

【发明】时珍曰：芥子，功与菜同。其味辛，其气散，故能利九窍，通经络，治口噤、耳聋、鼻衄之证，消瘀血、痈肿、痛痹之邪。其性热而温中，故又能利气豁

痰，治嗽止吐，主心腹诸痛。白芥子辛烈更甚，治病尤良。

【附方】感寒无汗：水调芥子末填脐内，以热物隔衣熨之，取汗出妙。

身体麻木：芥菜子末，醋调涂之。

中风口噤，舌本缩者：用芥菜子一升研，入醋二升，煎一升，敷颔颊下，效。

小儿唇紧：用马芥子捣汁曝浓，揩破，频涂之。

眉毛不生：芥菜子、半夏等分，为末，生姜自然汁调搽，数次即生。

鬼疰劳气：芥子三升研末，绢袋盛，入三斗酒中七日，温服，一日三次。

霍乱吐泻：芥子捣细，水和敷脐上。

反胃吐食：芥子末，酒服方寸匕，日三服。

腰脊胀痛：芥子末调酒，贴之立效。

走注风毒作痛：用小芥子末，和鸡子白涂之。

生姜

【校正】原附干姜下，今分出。今自草部移入此。

【释名】薑。

时珍曰：按：许慎《说文》，姜作薑，云御湿之菜也。王安石《字说》云：姜能御百邪，故谓之薑。初生嫩者其尖微紫，名紫姜，或作子姜；宿根谓之母姜也。

【集解】《别录》曰：生姜、干姜生犍为川谷及荆州、扬州。九月采之。

时珍曰：姜宜原隰沙地。四月取母姜种之。五月生苗如初生嫩芦，而叶梢阔似竹叶，对生，叶亦辛香。秋社前后新芽顿长，如列指状，采食无筋，谓之子姜。秋分后者次之，霜后则老矣。性恶湿洳而畏日，故秋热则无姜。《吕氏春秋》云：和之美者，有杨朴之姜。杨朴地名，在西蜀。《春秋运斗枢》云：璇星散而为姜。

【气味】辛，微温，无毒。

藏器曰：生姜温，要热则去皮，要冷则留皮。

时珍曰：食姜久，积热患目，珍屡试有准。凡病痔人多食兼酒，立发甚速。痈疮人多食，则生恶肉。此皆昔人所未言者也。《相感志》云：糟姜瓶内入蝉蜕，虽老姜无筋，亦物性有所伏耶？

【主治】久服去臭气，通神明。

归五脏，除风邪寒热，伤寒头痛鼻塞，咳逆上气，止呕吐，去痰下气。

益脾胃，散风寒。

解菌蕈诸物毒。

生用发散，熟用和中。解食野禽中毒成喉痹。浸汁，点赤眼。捣汁和黄明胶熬，贴风湿痛甚妙。

▷干生姜

【主治】治嗽温中，治胀满，霍乱不止，腹痛，冷痢，血闭。病人虚而冷，宜加之。

姜屑，和酒服，治偏风。

肺经气分之药，能益肺。

【发明】成无己曰：姜、枣味辛、甘，专行脾之津液而和营卫。药中用之，不独专于发散也。

时珍曰：姜，辛而不荤，去邪辟恶，生啖熟食，醋、酱、糟、盐、蜜煎调和，无不宜之。可蔬可和，可果可药，其利博矣。凡早行山行，宜含一块，不犯雾露清湿之气，及山岚不正之邪。按：方广《心法附余》云：凡中风、中暑、中气、中毒、中恶、干霍乱、一切猝暴之病，用姜汁与童尿服，立可解散。盖姜能开痰下气，童尿降火也。

【附方】胃虚风热不能食：用姜汁半杯，生地黄汁少许，蜜一匙，水二合，和服之。

疟疾寒热，脾胃聚痰，发为寒热：生姜四两，捣自然汁一酒杯，露一夜。于发日五更面北立，饮即止。未止再服。

霍乱欲死：生姜五两，牛儿屎一升，水四升，煎二升，分再服，即止。

霍乱转筋，入腹欲死：生姜三两捣，酒一升，煮三两沸服。仍以姜捣贴痛处。

舌上生胎：诸病舌胎，以布染井水抹，后用姜片时时擦之，自去。

满口烂疮：生姜自然汁，频频漱吐。亦可为末擦之，甚效。

刀斧金疮：生姜嚼敷，勿动。次日即生肉，甚妙。

跌扑伤损：姜汁和酒，调生面贴之。

百虫入耳：姜汁少许滴之。

腋下狐臭：姜汁频涂，绝根。

赤白癜风：生姜频擦之，良。

两耳冻疮：生姜自然汁熬膏涂。

产后血滞，冲心不下：生姜五两，水八升，煮服。

脉溢怪症：有人毛窍节次血出不止，皮胀如鼓，须臾目、鼻、口被气胀合，此名脉溢。生姜自然汁和水各半盏服，即安。

▷姜皮

【气味】辛，凉，无毒。

【主治】消浮肿腹胀痞满，和脾胃，去翳。

【附方】拔白换黑：刮老生姜皮一大升，于久用油腻

锅内，不须洗刷，固济勿令通气。令精细人守之，文武火煎之，不得火急，自旦至夕即成矣，研为末。拔白后，先以小物点麻子大人孔中。或先点须下，然后拔之，以指捻入。三日后当生黑者，神效。李卿用之有验。

▷叶

【气味】辛，温，无毒。

【主治】食鲙成症，捣汁饮，即消。张机。

【附方】打伤淤血：姜叶一升，当归三两，为末。温酒服方寸匕，日三。

茼蒿

【释名】蓬蒿。

时珍曰：形气同乎蓬蒿，故名。

【集解】机曰：本草不著形状，后人莫识。

时珍曰：茼蒿八九月下种，冬春采食肥茎。花、叶微似白蒿。其味辛甘，作蒿气。四月起薹，高二尺余。开深黄色花，状如单瓣菊花。一花结子近百成球，如地菘及苦荬子，最易繁茂。此菜自古已有，孙思邈载在《千金方》菜类，至宋嘉祐中始补入本草，今人常食者。而汪机乃不能识，辄敢擅自修纂，诚可笑慨。

【气味】甘、辛，平，无毒。

禹锡曰：多食动风气，熏人心，令人气满。

【主治】安心气，养脾胃，消痰饮，利肠胃。

胡萝卜

【释名】胡萝。

时珍曰：元时始自胡地来，气味微似萝卜，故名。

【集解】时珍曰：胡萝卜今北土、山东多莳之，淮、楚亦有种者。八月下种，生苗如邪蒿，肥茎有白毛，辛臭如蒿，不可食。冬月掘根，生、熟皆可啖，兼果、蔬之用。根有黄、赤二种，微带蒿气，长五六寸，大者盈握，状似鲜掘地黄及羊蹄根。三四月茎高二三尺，开碎白花，攒簇如伞状，似蛇床花。子亦如蛇床子，稍长而有毛，褐色，又如莳萝子，亦可调和食料。按：周定王《救荒本草》云：野胡萝卜苗、叶、花、实，皆同家胡萝卜，但根细小，味甘，生食、蒸食皆宜。花、子皆大于蛇床。又金幼孜《北征录》云：交河北有沙萝卜，根长二尺许，大者径寸，下支生小者如箸。其色黄白，气味辛而微苦，亦似萝卜气。此皆胡萝卜之类也。

▷根

【气味】甘、辛，微温，无毒。

【主治】下气补中，利胸膈肠胃，安五脏，令人健食，有益无损。

▷子

【主治】久痢。

白花菜

【释名】羊角菜。

【集解】时珍曰：白花菜三月种之。柔茎延蔓，一枝五叶，叶大如拇指。秋间开小白花，长蕊。结小角，长二三寸。其子黑色而细，状如初眠蚕沙，不光泽。菜气膻臭，惟宜盐菹食之。

颖曰：一种黄花者，名黄花菜，形状相同，但花黄也。

【气味】苦，辛，微毒。

颖曰：多食，动风气，滞脏腑，令人胃中闷满，伤脾。

【主治】下气。

煎水洗痔，捣烂敷风湿痹痛，擂酒饮止疟。

荠

【释名】护生草。

时珍曰：荠生济泽，故谓之荠。释家取其茎作挑灯杖，可辟蚁、蛾，谓之护生草，云能护众生也。

【集解】普曰：荠生野中。

时珍曰：荠有大、小数种。小荠叶花茎扁，味美。其最细小者，名沙荠也。大荠科、叶皆大，而味不及。其茎硬有毛者，名菥蓂，味不甚佳。并以冬至后生苗，二三月起茎五六寸。开细白花，整整如一。结荚如小萍，而有三角。荚内细子，如葶苈子。其子名蒫，四月收之。师旷云：岁欲甘，甘草先生，荠是也。菥蓂、葶苈皆是荠类。

【气味】甘，温，无毒。

【主治】利肝和中。

利五脏。根：治目痛。

明目益胃。

根、叶：烧灰，治赤白痢极效。

【附方】暴赤眼，痛胀磣涩：荠菜根杵汁滴之。

眼生翳膜：荠菜和根、茎、叶洗净，焙干为细末。每夜卧时先洗眼，挑末米许，安两大眦头。涩痛忍之，久久膜自落也。

▷实

【气味】甘，平，无毒。

权曰：患气人食之，动冷疾。

洗曰：不与面同食，令人背闷。服丹石人不可食。

【主治】明目，目痛。

青盲不见物，补五脏不足。

治腹胀。

去风毒邪气，治壅去翳，解热毒。

久服，视物鲜明。

▷花

【主治】布席下，辟虫。又辟蚊、蛾。

阴干研末，枣汤日服二钱，治久痢。

苜蓿

【释名】木粟、光风草。

时珍曰：苜蓿，郭璞作牧宿。谓其宿根自生，可饲牧牛马也。又罗愿《尔雅翼》作木粟，言其米可炊饭也。葛洪《西京杂记》云：乐游苑多苜蓿。风在其间，常萧萧然。日照其花有光采。故名怀风，又名光风。茂陵人谓之连枝草。《金光明经》谓之塞鼻力迦。

【集解】时珍曰：《杂记》言：苜蓿原出大宛，汉使张骞带归中国。然今处处田野有之（陕、陇人亦有种者），年年自生。刘苗作蔬，一年可三刈。二月生苗，一科数十茎，茎颇似灰藋。一枝三叶，叶似决明叶，而小如指顶，绿色碧艳。入夏及秋，开细黄花。结小荚圆扁，旋转有刺，数荚累累，老则黑色。内有米如穄米，可为饭，亦可酿酒。罗愿以此为鹤顶草，误矣。鹤顶，乃红心灰藋也。

【气味】苦，平，涩，无毒。

李廷飞曰：同蜜食，令人下利。

【主治】安中利人，可久食。

利五脏，轻身健人，洗去脾胃间邪热气，通小肠诸恶热毒，煮和酱食，亦可作羹。

利大小肠。

干食益人。

▷根

【气味】寒，无毒。

【主治】热病烦满，目黄赤，小便黄，酒疸，捣取汁服一升，令人吐利即愈。

捣汁煎饮，治沙石淋痛。

马齿苋

【释名】马苋、五行草、五方草、长命菜。

时珍曰：其叶比并如马齿，而性滑利似苋，故名。俗呼大叶者为豚耳草，小叶者为鼠齿苋，又名九头狮子草。其性耐久难燥，故有长命之称。《宝藏论》及《八草灵变篇》并名马齿龙芽，又名五方草，亦五行之义。

【集解】弘景曰：马苋与苋别是一种，布地生，实至微细，俗呼马齿苋，亦可食，小酸。

时珍曰：马齿苋，处处园野生之。柔茎布地，细叶对生。六七月开细花，结小尖实，实中细子如葶苈子状。人多采苗煮晒为蔬。方士采取，伏砒结汞，煮丹砂，伏硫黄，死雄制雌，别有法度。一种水马齿，生水中，形状相类，亦可食。

▷菜

【气味】酸，寒，无毒。

恭曰：辛，温。

【主治】诸肿瘘疣目，捣揩之。破痃癖，止消渴。

能肥肠，令人不思食。治女人赤白下。

饮汁，治反胃诸淋，金疮流血，破血癖症瘕，小儿尤良。用汁治紧唇面疱，解马汗、射工毒，涂之瘥。

治自尸脚阴肿。

作膏，涂湿癣、白秃、杖疮。又主三十六种风。煮粥，止痢及疳痢，治肠痛。

散血消肿，利肠滑胎，解毒通淋，治产后虚汗。

【发明】时珍曰：马齿苋所主诸病，皆只取其散血消肿之功也。

【附方】三十六风结疮：马齿苋一石，水二石，煮取汁，入蜜蜡三两，重煎成膏，涂之。

诸气不调：马齿苋煮粥，食之。

禳解疫气：六月六日，采马齿苋晒干。元旦煮熟，同盐、醋食之，可解疫疠气。

小便热淋：马齿苋汁服之。

阴肿痛极：马齿苋捣敷之，良。

中蛊欲死：马齿苋捣汁一升饮，并敷之。日四五次。

风齿肿痛：马齿苋一把，嚼汁渍之。即日肿消。

豌豆癍疮：马齿苋烧研敷之，须臾根逐药出。不出更敷。

疔疮肿毒：马齿莱二分，石灰三分，为末，鸡子白和，敷之。

毛虫螫人：赤痛不止。马齿苋捣熟封之，妙。

蜂虿螫人：方同上。

蜈蚣咬伤：马苋汁涂之。

小儿白秃：马齿苋煎膏涂之。或烧灰，猪脂和涂。

身面瘢痕：马齿苋汤日洗二次。

杂物眯目不出：用东墙上马齿苋烧灰研细，点少许于

眦头，即出也。

▷子

【主治】明目，《仙经》用之。

延年益寿。

青盲白翳，除邪气，利大小肠，去寒热。以一升捣末，每以一匙用葱、豉煮粥食，或着米糁，五味作羹食。

【附方】目中出泪，或出脓：用马齿苋子、人苋子各半两为末，绵裹铜器中蒸熟，熨大眦头脓水出处。每熨以五十度为率，久久自绝。

莴苣

【释名】莴菜、千金菜。

时珍曰：按：彭乘《墨客挥犀》云：莴菜自呙国来，故名。

【集解】藏器曰：莴苣有白者、紫者。紫者入烧炼药用。

时珍曰：莴苣，正二月下种，最宜肥地。叶似白苣而尖，色稍青，折之有白汁粘手。四月抽薹，高三四尺，剥皮生食，味如胡瓜。糟食亦良。江东人盐晒压实，以备方物，谓之莴笋也。花、子并与白苣同。

▷菜

【气味】苦，冷，微毒。

李廷飞曰：久食昏人目。患冷人不宜食。

时珍曰：按：彭乘云：莴苣有毒，百虫不敢近。蛇虺触之，则目瞑不见物。人中其毒，以姜汁解之。

藏器曰：紫莴苣有毒，入烧炼药用。

【主治】利五脏，通经脉，开胸膈，功同白苣。

利气，坚筋骨，去口气，白齿牙，明眼目。

通乳汁，利小便，杀虫、蛇毒。

【附方】乳汁不通：莴苣菜煎酒服。

小便不通：莴苣菜捣敷脐上即通。

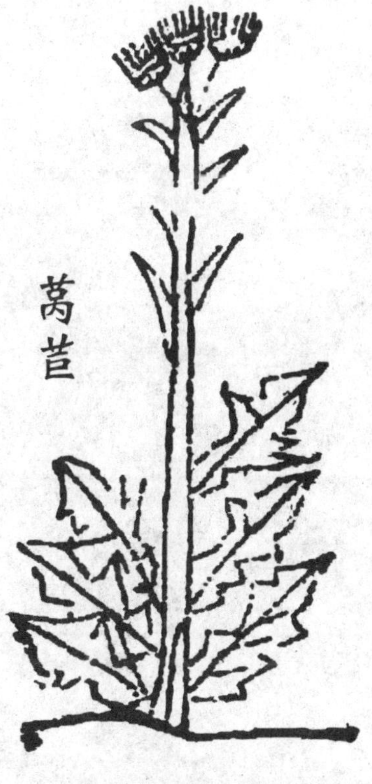

沙虱水毒：莴苣菜捣汁涂之，良。

百虫入耳：莴苣捣汁滴入，自出也。

▷子

【主治】下乳汁，通小便，治阴肿、痔漏下血、伤损作痛。

【附方】乳汁不行：莴苣子三十枚，研细酒服。又方：莴苣子一合，生甘草三钱，糯米、粳米各半合，煮粥频食之。

小便不通：莴苣子捣饼，贴脐中，即通。

蕨

【释名】鳖。

时珍曰：《尔雅》云：蕨，鳖也。菜名。陆佃《埤雅》云：蕨初生无叶，状如雀足之拳，又如人足之蹶，故谓之蹶。周秦曰蕨，齐鲁曰鳖，初生亦类鳖脚故也。其苗谓之蕨萁。

【集解】藏器曰：蕨生山间。根如紫草。人采茹食之。

时珍曰：蕨处处山中有之。二三月生芽，拳曲状如小儿拳。长则展开如凤尾，高三四尺。其茎嫩时采取，以灰汤煮去涎滑，晒干作蔬，味甘滑，亦可醋食。其根紫色，皮内有白粉，捣烂再三洗澄，取粉作粔籹，荡皮作线食之，色淡紫，而甚滑美也。野人饥年掘取，治造不精，聊以救荒，味即不佳耳。《诗》云：陟彼南山，言采其蕨。陆玑谓其可以供祭，故采之。然则蕨之为用，不独救荒而已。一种紫萁，似蕨有花而味苦，谓之迷蕨，初生亦可食，《尔雅》谓之月尔，三苍谓之紫蕨。郭璞云：花繁曰尔。紫蕨拳曲繁盛，故有月尔之名。

▷萁及根

【气味】甘，寒，滑，无毒。

诜曰：久食，令人目暗、鼻塞、发落。又冷气人食之，多腹胀。小儿食之，脚弱不能行。

思邈曰：久食成瘕。

【主治】去暴热，利水道，令人睡。

补五脏不足，气壅经络筋骨间，毒气。

根烧灰油调，敷蛇蝤伤。

【发明】时珍曰：蕨之无益，为其性冷而滑，能利水道，泄阳气，降而不升，耗人真元也。四皓采芝而心逸，夷齐采蕨而心忧，其寿其夭，于蕨何与焉？陈公之言，可谓迂哉。然饥人濒死，赖蕨延活，又不无济世之功。

【附方】肠风热毒：蕨菜花焙，为末。每服二钱，米饮下。

芋

【校正】自果部移入此。

【释名】土芝、蹲鸱。

时珍曰：按：徐铉注《说文》云：芋犹吁也。大叶实根，骇吁人也。吁音芋，疑怪貌。又《史记》：卓文君云：岷山之下，野有蹲鸱，至死不饥。注云：芋也。盖芋魁之状，若鸱之蹲坐故也。芋魁，《东汉书》作芋渠。渠、魁义同。

【集解】弘景曰：芋，钱塘最多。生则有毒，味莶不可食。种芋三年，不采则成梠芋。又别有野芋，名老芋，形叶相似如一，根并杀人。

时珍曰：芋属虽多，有水、旱二种：旱芋山地可种，水芋水田莳之。叶皆相似，但水芋味胜。茎亦可食。芋不开花，时或七八月间有开者，抽茎生花黄色，旁有一长萼护之，如半边莲花之状也。按：郭义恭《广志》云：芋凡十四种：君子芋，魁大如斗；赤鹯芋，即连禅芋，魁大子少；白果芋，魁大子繁，亩收百斛；青边芋、旁巨芋、车毂芋三种，并魁大子少，叶长丈余；长味芋，味美，茎亦可食；鸡子芋，色黄；九面芋，大而不美；青芋、曹芋、象芋，皆不可食，惟茎可作菹；旱芋，九月熟；蔓芋，缘枝生，大者如二三升也。

▷芋子

【气味】辛，平，滑，有小毒。

大明曰：冷。

弘景曰：生则有毒，味莶不可食。性滑下石，服饵家所忌。

恭曰：多食动宿冷。

【主治】宽肠胃，充肌肤，滑口。

冷啖，疗烦热，止渴。

令人肥白，开胃通肠闭。产妇食之，破血；饮汁，止血渴。

破宿血，去死肌。和鱼煮食，甚下气，调中补虚。

【发明】诜曰：芋，白色者无味，紫色者破气。煮汁啖之，止渴。十月后晒干收之，冬月食不发病，他时月不可食。又和鲫鱼、鳢鱼作臛良。久食，令人虚劳无力。又煮汁洗腻衣，白如玉也。

大明曰：芋以姜同煮过，换水再煮，方可食之。

【附方】腹中癖气：生芋子一斤压破，酒五斤渍二七日。空腹每饮一升，神良。

身上浮风：芋煮汁浴之。慎风半日。

疮冒风邪肿痛：用白芋烧灰敷之。干即易。

头上软疖：用大芋捣敷之，即干。

▷叶茎

【气味】辛，冷，滑，无毒。

【主治】除烦止泻，疗妊妇心烦迷闷，胎动不安。又盐研，敷蛇虫咬，并痈肿毒痛，及署毒箭。

梗：擦蜂螫尤良。

汁：涂蜘蛛伤。

【发明】慎微曰：沈括《笔谈》云：处士刘易隐居王屋山，见一蜘蛛为蜂所螫，坠地，腹鼓欲裂，徐行入草，啮破芋梗，以疮就啮处磨之，良久腹消如故。自后用治蜂螫有验，由此。

【附方】黄水疮：芋苗晒干，烧存性研搽。邵真人《经验方》。

甘薯

【集解】时珍曰：按：陈祈畅《异物志》云：甘薯出交广南方。民家以二月种，十月收之。其根似芋，亦有巨魁。大者如鹅卵，小者如鸡、鸭卵。剥去紫皮，肌肉正白如肌。南人用当米谷、果食，蒸炙皆香美。初时甚甜，经久得风稍淡也。又按：嵇含《草木状》云：甘薯，薯蓣之类，或云芋类也。根、叶亦如芋。根大如拳、瓯，蒸煮食之，味同薯蓣，性不甚冷。珠崖之不业耕者惟种此，蒸切晒收，以充粮糗，名薯粮。海中之人多寿，亦由不食五谷，而食甘薯故也。

【气味】甘，平，无毒。

【主治】补虚乏，益气力，健脾胃，强肾阴，功同薯蓣。

山丹

【释名】红百合、连珠、川强瞿、红花菜。

【集解】诜曰：百合红花者，名山丹。其根食之不甚良，不及白花者。

时珍曰：山丹根似百合，小而瓣少，茎亦短小。其叶狭长而尖，颇似柳叶，与百合迥别。四月开红花，六瓣不四垂，亦结小子。燕、齐人采其花跗未开者，干而货之，名红花菜。卷丹茎叶虽同而稍长大。其花六瓣四垂，大于山丹。四月结子在枝叶间，入秋开花在颠顶，诚一异也。其

根有瓣似百合，不堪食，别一种也。

▷根

【气味】甘，凉，无毒。

【主治】疮肿、惊邪。女人崩中。

▷花

【气味】同根。

【主治】活血。其蕊，敷疔疮恶肿。

草石蚕

【释名】地蚕、土蛹、甘露子、滴露、地瓜儿。

时珍曰：蚕蛹皆以根形而名，甘露以根味而名。或言叶上滴露则生，珍常莳之，无此说也。其根长大者，《救荒本草》谓之地瓜儿。

【集解】藏器曰：陶氏注虫部石蚕云：今俗用草根黑色。按草石蚕生高山石上，根如箸，上有毛，节如蚕，叶似卷柏。山人取食之。

颂曰：草根之似蚕者，亦名石蚕。出福州及信州山石上，四时常有。其苗青，亦有节。三月采根用。

机曰：草石蚕徽州甚多，土人呼为地蚕。肥白而促节，大如三眠蚕。生下湿地及沙碛间。秋时耕犁，遍地皆是。收取以醋淹作菹食。冬月亦掘取之。

颖曰：地蚕生郊野麦地中。叶如薄荷，少狭而尖，文微皱，欠光泽。根白色，状如蚕。四月采根，水瀹和盐为菜茹之。

时珍曰：草石蚕，即今甘露子也。荆湘、江淮以南野中有之，人亦栽莳。二月生苗，长者近尺，方茎对节，狭叶有齿，并如鸡苏，但叶皱有毛耳。四月开小花成穗，一如紫苏花穗。结子如荆芥子。其根连珠，状如老蚕。五月掘根蒸煮食之，味如百合。或以萝卜卤及盐菹水收之，则不黑。亦可酱渍、蜜藏。既可为菜，又可充果。陈藏器言石蚕叶似卷柏者，若与此不同也。

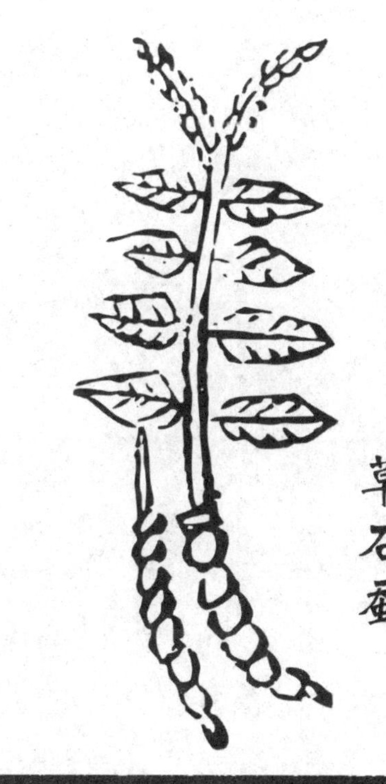

草石蚕

▷根

【气味】甘，平，无毒。

时珍曰：不宜生食及多食，生寸白虫。与诸鱼同食，令人吐。

【主治】浸酒，除风破血。煮食，治溪毒。焙干，主走注风，散血止痛。其节亦可捣末酒服。和五脏，下气清神。

竹笋

【释名】竹萌、竹芽、竹子。

时珍曰：笋，从竹、旬，谐声也。陆佃云：旬内为笋，旬外为竹，故字从旬。今谓竹为妒母草，谓笋生旬有六日而齐母也。僧赞宁《笋谱》云：笋一名萌，一名篛，一名虇，一名茁，一名初篁。皆会意也。俗作笋者，非。

【集解】弘景曰：竹类甚多。笋以实中竹、篁竹者为佳。于药无用。

颂曰：竹笋，诸家惟以苦竹笋为最贵。然苦竹有二种：一种出江西者，本极粗大，笋味殊苦，不可啖；一种出江浙及近道者，肉厚而叶长阔，笋味微苦，俗呼甜苦笋，食品所宜，亦不闻入药用也。

时珍曰：晋武昌戴凯之，宋僧赞宁皆著《竹谱》，凡六十余种。其所产之地，发笋之时，各各不同。详见木部竹下。其笋亦有可食、不可食者。大抵北土鲜竹，惟秦、蜀、吴、楚以南则多有之。竹有雌雄，但看根上第一枝双生者，必雌也，乃有笋。土人于竹根行鞭时掘取嫩者，谓之鞭笋。江南、湖南人冬月掘大竹根下未出土者为冬笋，《东观汉记》谓之苞笋，并可鲜食，为珍品。其他则南人淡干者为玉版笋、明笋、火笋，盐曝者为盐笋，并可为蔬食也。按：赞宁云：凡食笋者譬如治药，得法则益人，反是则有损。采之宜避风日，见风则本坚，入水则肉硬，脱壳煮则失味，生着刃则失柔。煮之宜久，生必损人。苦笋宜久煮，干笋宜取汁为羹茹。蒸之最美，煨之亦佳。味莶者戟人咽，先以灰汤煮过，再煮乃良。或以薄荷数片同煮，亦去莶味。《诗》云：其蔌伊何，惟笋及蒲。《礼》云：加豆之实，笋菹鱼醢。则笋之为蔬，尚之久矣。

▷诸竹笋

【气味】甘，微寒，无毒。

藏器曰：诸笋皆发冷血及气。

瑞曰：笋同羊肝食，令人目盲。

【主治】消渴，利水道，益气，可久食。

利膈下气，化热消痰爽胃。

▷苦竹笋

【气味】苦、甘，寒。

【主治】不睡，去面目并舌上热黄，消渴，明目，解酒毒，除热气。健人。

理心烦闷，益气力，利水道，下气化痰，理风热脚气，并蒸煮食之。

治出汗中风失音。

【发明】时珍曰：四川叙州、宜宾、长宁所出苦笋，彼人重之。宋黄山谷有《苦笋赋》云：僰道苦笋，冠冕两川。甘脆惬当，小苦而成味；温润缜密，多啖而不痟。食看以之启迪，酒客为之流涎。其许之也如此。

▷篁竹笋

【主治】消渴风热，益气力，消腹胀，蒸、煮、炒食皆宜。

▷淡竹笋

【气味】甘，寒。

【主治】消痰，除热狂壮热，头痛头风，并妊妇头旋，颠仆惊悸，温疫迷闷，小儿惊痫天吊。

▷桃竹笋

【解集】藏器曰：南人谓之黄笋。灰汁煮之可食，不尔载人喉。其竹丛生，丑类非一。

时珍曰：桃枝竹出川、广中。皮滑而黄，犀纹瘦骨，四寸有节，可以为席。

【气味】苦，有小毒。

【主治】六畜疮中蛆，捣碎纳之，蛆尽出。

▷刺竹笋

【解集】时珍曰：生交广中。丛生，大者围二尺，枝节皆有刺。夷人种以为城，伐竹为弓。根大如车辐。一名芭竹。

【气味】甘、苦，有小毒。食之落人发。

茄

【释名】落苏、昆仑瓜、草鳖甲。

颂曰：按：段成式云：茄乃莲茎之名。今呼茄菜，其音若伽，未知所自也。

时珍曰：陈藏器《本草》云：茄，一名落苏。名义未详。按：《五代贻子录》作酪酥，盖以其味如酥酪也，于义似通。杜宝《拾遗录》云：隋炀帝改茄曰昆仑紫瓜。又王隐君《养生主论》治疟方用干茄，讳名草鳖甲，盖以鳖甲能治寒热，茄亦能治寒热故尔。

【集解】时珍曰：茄种宜于九月黄熟时收取，洗净曝干，至二月下种移栽。株高二三尺，叶大如掌。自夏至秋，开紫花，五瓣相连，五棱如缕，黄蕊绿蒂，蒂包其茄。茄中有瓤，瓤中有子，子如脂麻。其茄有团如栝蒌者，长四五寸者。有青茄、紫茄、白茄。白茄亦名银茄，更胜青者。诸茄至老皆黄，苏颂以黄茄为一种，似未深究也。王祯《农书》云：一种渤海茄，白色而坚实。一种番茄，白而扁，甘脆不涩，生熟可食。一种紫茄，色紫，蒂长味甘。一种水茄，形长味甘，可以止渴。洪迈《容斋随笔》云：浙西常茄皆皮紫，其白者为水茄；江西常茄皆皮白，其紫者为水茄。亦一异也。刘恂《岭表录》云：交岭茄树，经冬不凋，有二三年渐成大树者，其实如瓜也。茄叶摘布路上，以灰围之，则子必繁，谓之嫁茄。

▷茄子

【气味】甘，寒，无毒。

时珍曰：按：《生生编》云：茄性寒利，多食必腹痛下利，女人能伤子宫也。

【主治】寒热，五脏劳。

治温疾传尸劳气。醋摩，敷肿毒。

老裂者烧灰，治乳裂。

散血止痛，消肿宽肠。

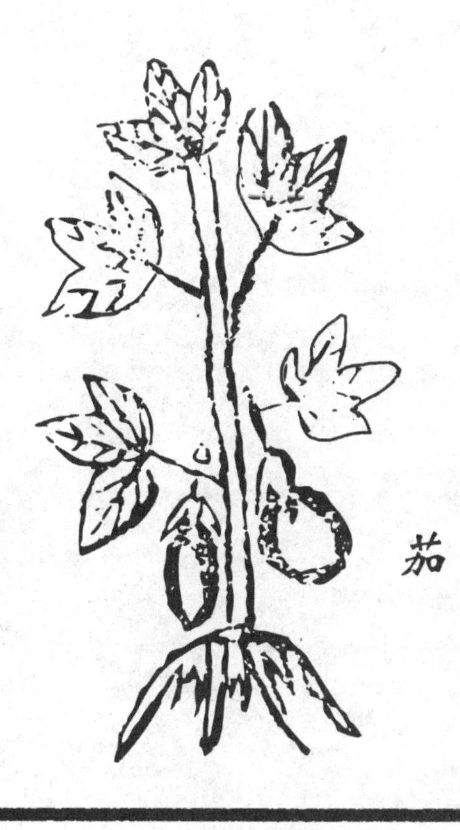

茄

【发明】时珍曰：段成式《酉阳杂俎》言茄厚肠胃，动气发疾。盖不知茄之性滑，不厚肠胃也。

【附方】妇人血黄：黄茄子竹刀切，阴干为末。每服二钱，温酒调下。

肠风下血：经霜茄连蒂烧存性为末，每日空心温酒服二钱匕。

久患下血：大茄种三枚，每用一枚，湿纸包煨熟，安瓶内，以无灰酒一升半熬之，蜡纸封闭三日，去茄暖饮。

腹内鳖症：陈酱茄儿烧存性，入麝香、轻粉少许，脂调贴之。

热毒疮肿：生茄子一枚，割去二分，去瓤二分，似罐

子形，合于疮上即消也。如已出脓，再用取瘥。

牙齿肿痛：隔年糟茄，烧灰频频干擦，立效。

虫牙疼痛：黄茄种烧灰擦之，效。

喉痹肿痛：糟茄或酱茄，细嚼咽汁。

妇人乳裂：秋月冷茄子裂开者，阴干烧存性研末，水调涂。

▷蒂

【主治】烧灰，米饮服二钱，治肠风下血不止及血痔。

烧灰，治口齿疮䘌。生切，擦癜风。

【发明】时珍曰：治癜风，用茄蒂蘸硫、附末掺之，取其散血也。白癜用白茄蒂，紫癜用紫茄蒂，亦各从其类耳。

【附方】风蛀牙痛：茄蒂烧灰掺之。或加细辛末等分，日用之。

▷花

【主治】金疮牙痛。

【附方】牙痛：秋茄花干之，旋烧研涂痛处，立止。

▷根及枯茎叶

【主治】冻疮皴裂，煮汤渍之良。

散血消肿，治血淋下血，血痢阴挺，齿䘌口蕈。

【附方】血淋疼痛：茄叶熏干为末，每服二钱，温酒或盐汤下。隔年者尤佳。

久痢不止：茄根烧灰、石榴皮等分为末，以沙糖水服之。

女阴挺出：茄根烧存性，为末。油调在纸上，卷筒安入内。一日一上。

口中生蕈：用醋漱口，以茄母烧灰、飞盐等分，米醋调稀，时时擦之。

冬瓜

【校正】今并入白瓜子。

【释名】白瓜、水芝、地芝。

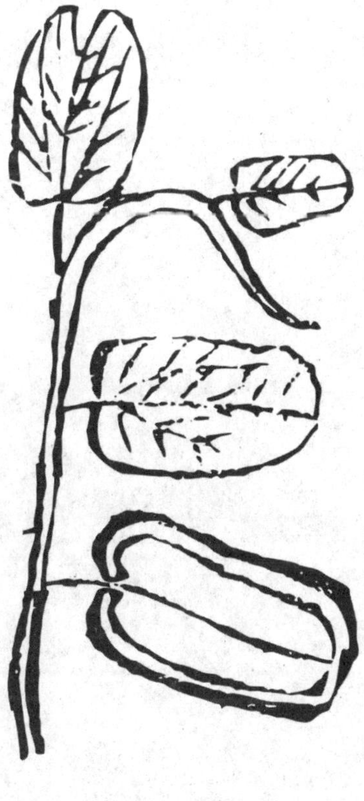

冬瓜

时珍曰：冬瓜，以其冬熟也。又贾思勰云：冬瓜正二三月种之。若十月种者，结瓜肥好，乃胜春种。则冬瓜之名或又以此也。《别录》曰：冬瓜原附于《本经》瓜子之下。宋《开宝本草》加作白瓜子，复分白冬瓜为《别录》一种。遂致诸注辩说纷纷，今并为一。

【集解】《别录》曰：白瓜子生嵩高平泽，冬瓜仁也。八月采之。

时珍曰：冬瓜三月生苗引蔓，大叶团而有尖，茎叶皆有刺毛。六七月开黄花，结实大者径尺余，长三四尺，嫩时绿色有毛，老则苍色有粉，其皮坚厚，其肉肥白。其瓤谓之瓜练，白虚如絮，可以浣练衣服。其子谓之瓜犀，在瓤中成列。霜后取之，其肉可煮为茹，可蜜为果。其子仁亦可食。盖兼蔬、果之用。凡收瓜忌酒、漆、麝香及糯米，触之必烂。

▷白冬瓜

【气味】甘，微寒，无毒。

弘景曰：冷利。

【主治】小腹水胀，利小便，止渴。

捣汁服，止消渴烦闷，解毒。

益气耐老，除心胸满，去头面热。

消热毒痈肿。切片摩痱子，甚良。

利大小肠，压丹石毒。

【发明】诜曰：热者食之佳，冷者食之瘦人。煮食练五脏，为其下气故也。欲得体瘦轻健者，则可长食之；若要肥，则勿食也。

【附方】积热消渴：白瓜去皮，每食后吃三二两，五七度良。

消渴骨蒸：大冬瓜一枚去瓤，入黄连末填满，安瓮内，待瓜消尽，同研，丸梧子大。每服三四十丸，煎冬瓜汤下。

产后痢渴：久病津液枯竭，四肢浮肿，口舌干燥。用冬瓜一枚，黄土泥厚五寸，煨熟绞汁饮。亦治伤寒痢渴。

小儿渴利：冬瓜汁饮之。

小儿鬾病：寒热如疳。用冬瓜、萹蓄各四两，水二升，煎汤浴之。

婴孩寒热：冬瓜炮熟，绞汁饮。

水病危急：冬瓜不拘多少，任意吃之，神效无比。

发背欲死：冬瓜截去头，合疮上。瓜烂，截去更合之。瓜末尽，疮已小敛矣。乃用膏贴之。

痔疮肿痛：冬瓜煎汤洗之。

马汗入疮：干冬瓜烧研，洗净敷之。

食鱼中毒：冬瓜汁饮之，良。

面黑令白：冬瓜一个，竹刀去皮切片，酒一升半，水一升，煮烂滤去滓，熬成膏，瓶收，每夜涂之。

▷瓜练

【气味】甘，平，无毒。

【主治】绞汁服，止烦躁热渴，利小肠，治五淋，压丹石毒。

洗面澡身，去䵟䵳，令人悦泽白皙。

【附方】消渴烦乱：冬瓜瓤干者一两，水煎饮。

水肿烦渴：小便少者。冬瓜白瓤，水煎汁，淡饮之。

▷白瓜子

【正误】恭曰：此甘瓜也。甘字似白字，后人误写耳。当改从甘字。

《志》曰：《本草》注：白瓜子，冬瓜仁也。苏氏所言，殊为孟浪。且甘瓜即甜瓜，亦有青、白二种。其子色黄，主疗与冬瓜全异。但冬瓜经霜有白衣，其子亦白，白瓜之号因斯而得。况诸方惟用冬瓜子，不见用甘瓜子者。苏说不可凭也。

【气味】甘，平，无毒。

《别录》曰：寒。久服寒中。

【主治】令人悦泽好颜色，益气不饥。久服，轻身耐老。除烦满不乐。可作面脂。去皮肤风及黑䵟，润肌肤。

治肠痈。

【发明】颂曰：冬瓜仁，亦堪单作服饵。又研末作汤饮，及作面脂药，并令人颜色光泽。

宗懔《荆楚岁时记》云：七月，采瓜犀以为面脂。即瓜瓣也。亦堪作澡豆。

【附方】服食法：取冬瓜仁七升，以绢袋盛，投三沸汤中，须臾取曝干，如此三度，又与清苦酒渍之二宿，曝干为末，日服方寸匕。令人肥悦明目，延年不老。又法：取子三五升，去皮为丸，空心日服三十丸。令人白净如玉。

补肝明目，治男子五劳七伤，明目：用冬瓜仁，方同上。

消渴不止，小便多：用干冬瓜子、麦门冬、黄连各二两，水煎饮之。冬瓜苗叶俱治消渴，不拘新干。

男子白浊：陈冬瓜仁炒为末，每空心米饮服五钱。

女子白带：方同上。

▷瓜皮

【主治】可作丸服，亦入面脂。

主驴马汗入疮肿痛，阴干为末涂之。又主折伤损痛。

【附方】跌扑伤损：用干冬瓜皮一两，真牛皮胶一两，锉入锅内炒存性，研末。每服五钱，好酒热服。仍饮酒一瓯，厚盖取微汗。其痛即止，一宿如初，极效。

损伤腰痛：冬瓜皮烧研，酒服一钱。

▷叶

【主治】治肿毒，杀蜂，疗蜂叮。

主消渴，疟疾寒热。又焙研，敷多年恶疮。

【附方】积热泻痢：冬瓜叶嫩心，拖面煎饼食之。

▷藤

【主治】烧灰，可出绣黥。煎汤，洗黑䵟并疮疥。

捣汁服，解木耳毒。煎水，洗脱肛。烧灰，可淬铜、铁，伏砒石。

南瓜

【集解】时珍曰：南瓜种出南番，转入闽、浙，今燕京诸处亦有之矣。三月下种，宜沙沃地。四月生苗，引蔓甚繁，一蔓可延十余丈，节节有根，近地即着。其茎中空。其叶状如蜀葵而大如荷叶。八九月开黄花，如西瓜花。结瓜正圆，大如西瓜，皮上有棱如甜瓜。一本可结数十颗，其色或绿或黄或红。经霜收置暖处，可留至春。其子如冬瓜子。其肉厚色黄，不可生食，惟去皮瓤瀹食，味如山药。同猪肉煮食更良，亦可蜜煎。按：王祯《农书》云：浙中一种阴瓜，宜阴地种之。秋熟色黄如金，皮肤稍厚，可藏至春，食之如新。疑此即南瓜也。

【气味】甘，温，无毒。

时珍曰：多食发脚气、黄疸。不可同羊肉食，令人气壅。

【主治】补中益气。

丝瓜

【释名】天丝瓜、天罗、布瓜、蛮瓜。

时珍曰：此瓜老则筋丝罗织，故有丝罗之名。昔人谓之鱼鰦，或云虞刺。始自南方来，故曰蛮瓜。

【集解】时珍曰：丝瓜，唐宋以前无闻，今南北皆有之，以为常蔬。二月下种，生苗引蔓，延树竹，或作棚架。其叶大于蜀葵而多丫尖，有细毛刺，取汁可染绿。其茎有棱。六七月开黄花，五出，微似胡瓜花，蕊瓣俱黄。其瓜大寸许，长一二尺，甚则三四尺，深绿色，有皱点，瓜头如鳖首。嫩时去皮，可烹可曝，点茶充蔬。老则大如杵，筋络缠纽如织成，经霜乃枯，惟可藉靴履，涤釜器，故村人呼为洗锅罗瓜。内有隔，子在隔中，状如栝蒌子，黑色而扁。其花苞及嫩叶、卷须，皆可食也。

▷瓜

【气味】甘，平，无毒。入药用老者。

【主治】痘疮不快，枯者烧存性，入朱砂研末，蜜水调服，甚妙。

煮食，除热利肠。老者烧存性服，去风化痰，凉血解毒，杀虫，通经络，行血脉，下乳汁，治大小便下血，痔漏崩中，黄积，疝痛卵肿，血气作痛，痈疽疮肿，齿䘌，痘疹胎毒。

暖胃补阳，固气和胎。

【发明】颖曰：丝瓜本草诸书无考，惟痘疮及脚痛方中烧灰用之，亦取其性冷解毒耳。

时珍曰：丝瓜老者，筋络贯串，房隔联属。故能通人之脉络脏腑，而去风解毒，消肿化痰，祛痛杀虫，及治诸血病也。

【附方】痘疮不快，初出或未出，多者令少，少者令稀：老丝瓜近蒂三寸连皮烧存性，研末，砂糖水服。

痈疽不敛，疮口太深：用丝瓜捣汁频抹之。

风热腮肿：丝瓜烧存性，研末，水调搽之。

肺热面疮：苦丝瓜、牙皂荚并烧灰，等分，油调搽。

坐板疮疥：丝瓜皮焙干为末，烧酒调搽之。

天泡湿疮：丝瓜汁调辰粉，频搽之。

手足冻疮：老丝瓜烧存性，和腊猪脂涂之。

肛门酒痔：丝瓜烧存性，研末，酒服二钱。

▷叶

【主治】癣疮，频挼掺之。疗痈疽疔肿卵癞。

【附方】虫癣：清晨采露水丝瓜叶七片，逐片擦七下，如神。忌鸡、鱼、发物。

阴子偏坠：丝瓜叶烧存性三钱，鸡子壳烧灰二钱，温酒调服。

头疮生蛆，头皮内时有蛆出：以刀切破，挤丝瓜叶汁搽之。蛆出尽，绝根。

汤火伤灼：丝瓜叶焙研，入辰粉一钱，蜜调搽之。生者捣敷。一日即好也。

▷藤根

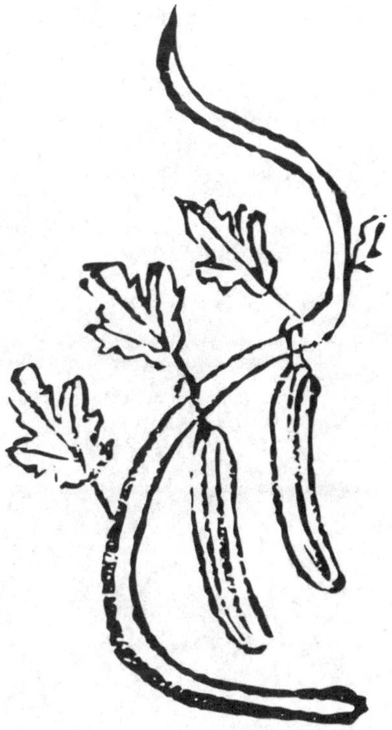

丝瓜

【气味】同叶。

【主治】齿䘌脑漏，杀虫解毒。

【附方】诸疮久溃：丝瓜老根熬水扫之，大凉即愈。

喉风肿痛：丝瓜根，以瓦瓶盛水浸，饮之。

腰痛不止：丝瓜根烧存性，为末。每温酒服二钱，神效甚捷。

苦瓜

【释名】锦荔枝、癞葡萄。

时珍曰：苦以味名。瓜及荔枝、葡萄，皆以实及茎、叶相似得名。

【集解】时珍曰：苦瓜原出南番，今闽、广皆种之。五月下子，生苗引蔓，茎叶卷须，并如葡萄而小。七八月开小黄花，五瓣如碗形。结瓜长者四五寸，短者二三寸，青色，皮上痱瘟如癞及荔枝壳状，熟则黄色自裂，内有红瓤裹子。瓤味甘可食。其子形扁如瓜子，亦有痱瘟。南人以青皮煮肉及盐酱充蔬，苦涩有青气。按：费信《星槎胜览》云：苏门答剌国一等瓜，皮若荔枝，未剖时甚臭如烂蒜，剖开如囊，味如酥，香甜可口。疑此即苦瓜也。

▷瓜

【气味】苦，寒，无毒。

【主治】除邪热，解劳乏，清心明目。

▷子

【气味】苦，甘，无毒。

【主治】益气壮阳。

紫菜

【集解】诜曰：紫菜生南海中，附石。正青色，取而干之则紫色。

时珍曰：闽、越海边悉有之。大叶而薄。彼人挼成饼状，晒干货之，其色正紫，亦石衣之属也。

【气味】甘，寒，无毒。

藏器曰：多食令人腹痛发气，吐白沫。饮热醋少许，即消。

【主治】热气烦塞咽喉，煮汁饮之。

病瘿瘤脚气者，宜食之。

【发明】震亨曰：凡瘿结积块之疾，宜常食紫菜，乃咸能软坚之义。

木耳

【校正】自桑根白皮条分出。

【释名】木菌、木㙡、树鸡、木蛾。

【集解】《别录》曰：五木耳生犍为山谷。六月多雨时采，即曝干。

时珍曰：木耳各木皆生，其良毒亦必随木性，不可不审。然今货者，亦多杂木，惟桑、柳、楮、榆之耳为多云。

【气味】甘，平，有小毒。

时珍曰：按：张仲景云：木耳赤色及仰生者，并不可食。

【主治】益气不饥，轻身强志。

断谷治痔。

【发明】颖曰：一人患痔，诸药不效，用木耳煮羹食之而愈，极验。

时珍曰：按：《生生编》云：柳蛾补胃，木耳衰精。言老柳之蛾能补胃理气。木耳乃朽木所生，得一阴之气，故有衰精冷肾之害也。

【附方】眼流冷泪：木耳一两烧存性，木贼一两，为末。每服二钱，以清米泔煎服。

血痢下血：木耳炒研五钱，酒服即可。亦用井花水服。或以水煮盐、醋食之，以汁送下。

一切牙痛：木耳、荆芥等分，煎汤频漱。

▷桑耳

【释名】桑蛾、桑鸡、桑黄、桑臣、桑上寄生。

弘景曰：断谷方：桑檽又呼为桑上寄生。名同物异也。

时珍曰：桑檽以下皆软耳之名，桑黄以下皆硬菰之名，其功性则一也。

【气味】甘，平，有毒。

诜曰：寒，无毒。

大明曰：温，微毒。

权曰：桑、槐耳：甘，辛，平，无毒。

【主治】黑者，主女人漏下赤白汁，血病症瘕积聚，阴痛，阴阳寒热，无子。

治女子崩中带下，月闭血凝，产后血凝，男子痃癖。

止血衄，肠风泻血，妇人心腹痛。

利五脏，宣肠胃气，排毒气。压丹石人热发，和葱、豉作羹食。

【附方】少小鼻衄，小劳辄出：桑耳熬焦捣末，每发时，以杏仁大塞鼻中，数度即可断。

脱肛泻血不止：用桑黄一两，熟附子一两，为末，炼蜜丸梧子大，每米饮下二十丸。

心下急痛：桑耳烧存性，热酒服二钱。

面上黑斑：桑耳焙研，每食后热汤服一钱，一月愈。

足趾肉刺：先以汤浸，刮去一层，用黑木耳贴之，自消烂不痛。

▷槐耳

【释名】槐菌、槐鸡、赤鸡、槐蛾。

恭曰：此槐树上菌也。当取坚如桑耳者。

权曰：煮浆粥安槐木上，草覆之，即生蕈耳。

【气味】苦、辛，平，无毒。

【主治】五痔脱肛，下血心痛，妇人阴中疮痛。

治风破血，益力。

【附方】肠痔下血：槐树上木耳，为末。饮服方寸匕，日三服。

崩中下血，不问年月远近：用槐耳烧存性，为末。每服方寸匕，温酒下。

产后血疼，欲死者：槐鸡半两为末，酒浓煎饮，立愈。

▷榆耳

【主治】令人不饥。

【附方】服食方：《淮南万毕术》云：八月榆檽，以美酒渍曝，同青粱米、紫苋实蒸熟为末。每服三指撮，酒下，令人辟谷不饥。

▷柳耳

【主治】补胃理气。

【附方】反胃吐痰：柳树蕈五七个，煎汤服即愈。

▷柘耳

【释名】柘黄。

【主治】肺痈咳唾脓血腥臭，不问脓成未成。用一两研末，同百齿霜二钱，糊丸梧子大。米饮下三十丸，效甚捷。

▷杨栌耳

【气味】平，无毒。

【主治】老血结块，破血止血，煮服之。